百草良方

谢　普◎编著

中医古籍出版社
Publishing House of Ancient Chinese Medical Books

U0868003

图书在版编目（CIP）数据

百草良方 / 谢普编著.—北京：中医古籍出版社，2024.4

ISBN 978-7-5152-1965-3

Ⅰ.①百… Ⅱ.①谢… Ⅲ.①验方–汇编 Ⅳ.①R289.5

中国国家版本馆 CIP 数据核字 (2024) 第 009862 号

百草良方

谢　普　编著

策划编辑　姚　强
责任编辑　李美玲
封面设计　郑金霞
出版发行　中医古籍出版社
社　　址　北京市东城区东直门内南小街 16 号（100700）
电　　话　010–64089446（总编室）010–64002949（发行部）
网　　址　www.zhongyiguji.com.cn
印　　刷　天津海德伟业印务有限公司
开　　本　640mm × 910mm　1/16
印　　张　14
字　　数　202 千字
版　　次　2024 年 4 月第 1 版　2024 年 4 月第 1 次印刷
书　　号　ISBN 978-7-5152-1965-3
定　　价　59.00 元

前言

中医是中国传统文化的一颗明珠，中草药防病治病已有几千年的历史。本草是中医养生的本源，很多草木虫食谷具有滋补抗衰、补血理气、平肝止痛、镇静安神、温里助阳、祛痰止咳、祛风除湿、清热消炎、活血化瘀和健胃消食等诸多功效。为了继承和发扬中医药这一宝贵的民族遗产，使中草药更好地为人民的健康服务，我们广泛收集各方资料，精心编写了这本《百草良方》。

本书择其精华，选其简便，重其疗效，为人们利用百草科学养生、达到防病治病之目的提供参考。本书精心选取了二百余种常见的中草药，分别从性味、药材性状、药理作用、用法用量等方面予以详细介绍，便于人们在日常生活中识别和使用。本书所选“百草”，大都是日常生活中常见的，不仅在乡村遍地生长，城市中也大多能够找到，不少品种更是俯拾皆是。

另外，本书还精选了民间广为流传且确有疗效的验方、秘方，可供医务工作者参考，城乡居民家藏一册，也有实用价值（书中所载方剂，请在专业医生指导下参考使用）。

目 录

第一章 解表类

发散风寒药……003
麻 黄……003
紫苏叶……004
生 姜……004
防 风……005
羌 活……006
白 芷……007
香 薷……007
心叶荆芥……008
藁 本……009
细 辛……010
发散风热药……012
薄 荷……012
菊 花……013
葛 根……013
桑 叶……014
蔓荆子……015
柴 胡……015

第二章 清热类

清热泻火药……019
知 母……019
芦 根……020
竹 叶……020
夏枯草……021
决明子……021
凉粉草……022
野牡丹……023
苦丁茶……024
无花果……024
清热解毒药……025
金银花……025
连 翘……026

大青叶……026
板蓝根……027
穿心莲……028
山豆根……029
射　干……029
橄　榄……030
马　勃……031
金果榄……031
余甘子……032
土牛膝……033
朱砂根……033
胖大海……034
木蝴蝶……035
杠板归……035
绿　豆……035
马鞭草……036
玉簪花……037
醉鱼草……038
鱼眼草……039
番　杏……039
铁线草……040
龙　葵……040
八角莲……041
八角金盘……041
蛇　莓……042
博落回……043
臭牡丹……044
喜　树……045
仙人掌……045
木鳖子……046
绣　球……047
杉　木……047

清热燥湿药……049
黄　芩……049
黄　连……050
黄　柏……051
龙　胆……051
苦　参……052
白鲜皮……053
椿　皮……053
小　檗……054

清热凉血药……056
生地黄……056
玄　参……056
牡丹皮……057
赤　芍……058
紫　草……059
扶桑花……060
吊竹梅……060
虎耳草……061
岗梅根……062
火炭母……063
山甘草……064

清虚热药……065
青　蒿……065
白　薇……066
地骨皮……066
银柴胡……067
胡黄连……067

第三章　泻下类

攻下药……………………………071

　　大　黄……………………………071

　　番泻叶……………………………072

　　芦　荟……………………………073

润下药……………………………074

　　火麻仁……………………………074

　　郁李仁……………………………075

　　松子仁……………………………075

峻下逐水药……………………………077

　　甘　遂……………………………077

　　京大戟……………………………078

　　芫　花……………………………078

　　商　陆……………………………079

　　牵牛子……………………………080

　　巴　豆……………………………080

　　千金子……………………………081

第四章　祛风湿类

祛风湿散寒药……………………………085

　　独　活……………………………085

　　川乌头……………………………086

　　松　节……………………………086

　　丁公藤……………………………087

　　闹羊花……………………………087

　　徐长卿……………………………088

　　两面针……………………………089

　　寻骨风……………………………090

　　海桐皮……………………………091

　　八角枫……………………………092

　　威灵仙……………………………092

　　木　瓜……………………………093

　　伸筋草……………………………094

　　路路通……………………………094

　　海风藤……………………………095

　　臭茉莉……………………………096

　　重阳木……………………………096

　　文冠果……………………………097

　　排钱草……………………………097

　　九里香……………………………098

　　铃　兰……………………………099

　　毛麝香……………………………099

祛风湿清热药……………………………101

　　防　己……………………………101

　　独一味……………………………101

　　马钱子……………………………102

　　雷公藤……………………………103

　　秦　艽……………………………104

　　络石藤……………………………105

　　臭梧桐……………………………105

丝瓜络……106
桑　枝……107
老鹳草……107
穿山龙……108
千斤拔……109
常春藤……110
白马骨……110

祛风湿强筋骨药……112
五加皮……112
桑寄生……113
狗　脊……113
千年健……115
鹿衔草……115
雪莲花……116
五爪金龙……116
艾纳香……117
大驳骨丹……118
薜　荔……118
川牛膝……119
牛大力……120
扶芳藤……120

第五章　化湿类

藿　香……125
佩　兰……125
苍　术……126
厚　朴……127
砂　仁……128
白豆蔻……128
草豆蔻……129
草　果……130
量天尺花……131
桃　花……131

第六章　利水渗湿类

利水消肿药……135
茯　苓……135
猪　苓……136
泽　泻……136
薏苡仁……137
赤小豆……138
冬瓜皮……138
玉米须……139
葫　芦……140
香加皮……140
泽　漆……141
吐烟花……141
黄花稔……142

利水通淋药……143
车前草……143
关木通……144

金丝梅……144
通　草……144
瞿　麦……145
萹　蓄……146
地肤子……146
海金沙……147
石　韦……148
冬葵子……149
灯心草……149
萆　薢……150
磨盘草……150
肾　蕨……151
白屈菜……152
石　楠……152
石　蒜……153
金针菜……154
黄花夹竹桃……155
酸　模……155
紫　杉……156
酢浆草……157

第七章　温里类

附　子……161
肉　桂……161
干　姜……162
吴茱萸……163
丁　香……163
小茴香……164
花　椒……165
高良姜……166
胡　椒……166
荜　茇……167
荜澄茄……167
山　柰……168
红豆蔻……169

第八章　理气类

陈　皮……173
青　皮……173
枳　实……174
木　香……175
香　附……175
乌　药……176
沉　香……177
檀　香……178
川楝子……178
荔枝核……179
佛手柑……180
香　橼……180
玫瑰花……181
薤　白……181
青木香……182
大腹皮……183

柿　蒂……184
刀　豆……185
甘　松……185
梅　花……186
橘　络……187
龙眼核……187

第九章　消食类

山　楂……191
神　曲……191
麦　芽……193
谷　芽……193
莱菔子……194
鸡矢藤……194
独脚柑……195
南酸枣……195

第十章　活血化瘀类

活血止痛药……199
川　芎……199
延胡索……200
郁　金……200
姜　黄……201
乳　香……202
没　药……203
活血调经药……204
丹　参……204
红　花……205
桃　仁……205
益母草……206
泽　兰……207
牛　膝……207
鸡血藤……208
王不留行……209
活血疗伤药……211
骨碎补……211
苏　木……212
接骨木……212
血　竭……213
儿　茶……214

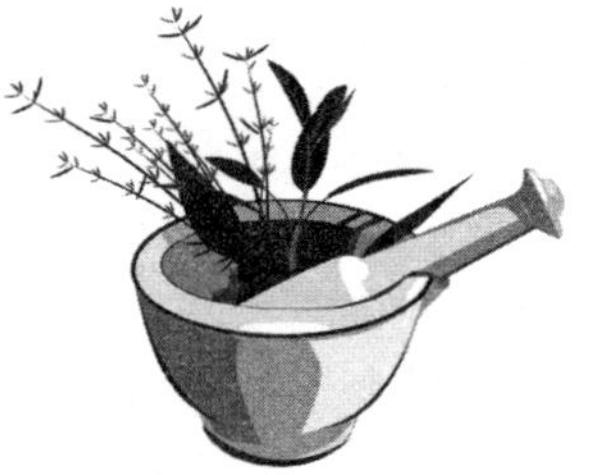

第一章

解表类

凡以发散表邪、解除表证为主要作用的药物，称解表药，又谓发表药。

本类药物多具有辛味，性能发散，主入肺、膀胱经，偏行肌表，使肌表之邪外散或从汗而解，主要用于感受外邪所致的恶寒、发热、头痛、身痛、无汗（或有汗）、脉浮等证。部分解表药还兼有宣肺利水、平喘、胜湿止痛、透疹等作用，可用于水肿、咳喘、风湿痹痛、疹发不畅等证。

由于表证有风寒和风热之不同，故本类药物根据其性能特点，相应分为发散风寒药和发散风热药两类。

使用解表药时，除针对外感风寒、风热表邪的不同相应选择长于散风寒或风热的药物外，还必须根据患者体质的不同和四时气候变化，进行适当配伍。若虚人外感，正虚邪实，当分别与补气、助阳、滋阴、养血等补养药配伍使用，以扶正祛邪。暑多夹湿，秋多兼燥，又当配伍祛暑化湿、润燥等药。温病初起，邪在卫分，常配伍清热解毒药。

此外，使用解表药时尚应注意，对发汗力较强的解表药，用量不宜过大，以免发汗太过，伤阳耗气，损及津液；对表虚自汗、阴虚盗汗以及疮疡日久、淋病、失血者，虽有表证，也应慎用。并要注意因时、因地适当增减用量，如春夏腠理疏松，用量宜轻；冬季腠理致密，用量宜重；北方严寒地区，用量宜重；南方炎热地区，用量宜轻。此外，本品多为辛散之品，入汤剂不宜久煎，以免有效成分挥发而降低药效。

发散风寒药

本类药物主要用于风寒表证，症见恶寒发热、无汗或汗出不畅等，还可用于治疗咳喘等。

麻 黄

【别名】龙沙、狗骨、卑相、卑盐、木麻黄、结力根、山麻黄。

【来源】麻黄科麻黄属植物木贼麻黄的草质茎。

【性味】温，辛、微苦。

【药材性状】较多分枝，直径1～1.5毫米，无粗糙感。节间长1.5～3厘米。膜质鳞叶长1～2毫米，裂片2（稀3），上部为短三角形，灰白色，先端多不反曲，基部棕红色至黑色。

【药理作用】本品所含的挥发油有发汗、解热作用，麻黄碱和伪麻黄碱能缓解支气管平滑肌痉挛。麻黄还有抗炎、抗菌、抗病毒等作用。

【用法用量】内服：煎汤（宜先煎，去水面浮沫），每次1.5～10克；入丸、散。外用：研末嗃鼻或研末敷。生用发汗力强，发汗利水用之；蜜炙能润肺、止咳平喘。

【方剂选用】①治太阳病头痛发热、身疼腰痛、骨节疼痛、恶风无汗而喘者：麻黄15克（去节），桂枝10克（去皮），甘草5克（炙），杏仁7个（去皮、尖）。取水2升，先煮麻黄，减0.4升，去上沫，纳诸药，煮取0.5升，去渣，温服八合，覆取微似汗，不须啜粥。②治太阳病发汗后不可更行桂枝汤，汗出而喘，无大热者：麻黄20克（去节），杏仁5个（去皮、尖），甘草10克（炙），石膏25克（碎，绵裹）。取水1.5升，先煮麻黄，减0.4升，去上沫，纳诸药，煮取0.5升，去渣，温服。

【注意事项】①表虚自汗及阴虚盗汗、咳喘（由于肾不纳气的虚喘）者慎用。②不可多服，多服令人虚。③使用时一定要去尽节和煎煮时水面上的泡沫，否则服用后会令人胸闷。

紫苏叶

【别名】苏、苏叶、紫菜、白紫苏、香苏、苏麻、赤苏。

【来源】唇形科植物紫苏的叶或带叶嫩枝。

【性味】温，辛。

【药材性状】叶片多皱缩卷曲、破碎，完整者展开后呈卵圆形，长4～11厘米，宽2.5～9厘米，先端长尖或急尖，基部圆形或宽楔形，边缘具圆锯齿。两面紫色或上表面绿色，下表面紫色，疏生灰白色毛，下表面有多数凹点状的腺鳞。叶柄长2～5厘米，紫色或紫绿色。质脆。带嫩枝者,枝的直径2～5毫米,紫绿色，断面中部有髓。气清香，味微辛。

【药理作用】①抗微生物作用：紫苏叶的水浸液、水煎剂和乙醇提取液对金黄色葡萄球菌、白念珠菌、新型隐球菌、红公毛癣菌、石膏样小孢子癣菌、絮状表皮癣菌有抑制效果。紫苏挥发油对红色毛癣菌等也有效，并能抑制超氧阴离子的生成。②对胃肠道的作用：紫苏叶水煎剂灌胃对吸入引起的大鼠小肠黏膜绒毛的损伤有改善作用。紫苏中的紫苏酮灌胃能促进小鼠小肠蠕动。紫苏酮体外松弛小鼠空肠纵行肌，对环状肌则增强其自主性运动，可兴奋小肠环状肌而促进肠内容物通过小肠。③对凝血系统的影响：紫苏注射液收缩蟾蜍肠系膜微动脉口径。去鞣酸紫苏和去阳离子紫苏均能使小鼠微血管收缩，这种收缩血管作用不为α－受体阻滞剂（用于急性心肌梗死和顽固性充血性心力衰竭等病症）所阻断。但紫苏注射液体外又能延长大鼠、家兔的凝血时间，其机制可能与抑制血小板功能有关。

【用法用量】内服：煎汤（不宜久煎），3～10克。治鱼蟹中毒，单用可用至30～60克。外用：捣敷、研末搽或煎汤洗。

生　姜

【别名】均姜。

【来源】姜科姜属植物姜的新鲜根茎。

【性味】温，辛。

【药材性状】根茎呈扁平不规则的块状，并有枝状分枝，长4～18厘米，厚1～3厘米，各柱顶端有茎痕或芽，表面黄白色或灰白色，有光泽，具浅棕色环节。质脆，易折断，折断后有汁液渗出；断面浅黄色，内皮层有明显环纹，中间稍现筋脉。气芳香而特殊，味辛辣。以块大、丰满、质嫩者为佳。

【药理作用】①生姜乙醇提取物（EZE）静脉注射，可暂降家兔在体胃运动幅度，对离体大鼠胃底肌条则先兴奋后抑制，对离体豚鼠回肠有收缩效应，且对其乙酰胆碱或组胺性量效关系呈非竞争性拮抗作用。②用生姜煎剂0.1克/千克和0.2克/千克灌胃，能显著抑制大鼠盐酸和应激性胃黏膜损伤，该作用可能与促进胃黏膜合成和释放内源性PG（胃蛋白酶原）有关。③生姜浸膏、姜辣酮和姜辣烯酮的混合物皆能抗硫酸铜的催吐作用。④生姜油对大鼠、小鼠四氯化碳性肝损害有治疗和预防作用。姜辣醇和姜辣烯酮对四氯化碳及半乳糖胺所致的肝损伤也有抑制作用。

【用法用量】内服：煎汤，5～15克；或捣汁冲服。外用：捣敷搽患处或绞汁调搽。

【方剂选用】①治风寒感冒：生姜5片，紫苏叶50克，水煎服。②治呕吐：生姜50克，切碎，加700毫升醋浆，煎成400毫升，空腹时和渣徐饮之。

防　风

【别名】铜芸、回云、回草、百枝、百韭、百种、屏风、风肉。

【来源】伞形科防风属植物防风的根。

【性味】微温，辛、甘。

【药材性状】本品呈长圆锥形或长圆柱形，下部渐细，有的略弯曲，长15～30厘米，直径0.5～2厘米。表面灰棕色，粗糙，有纵皱纹、多数横长皮孔及点状突起的细根痕。根头部有明显密集的环纹，有的环纹上残存棕褐色毛状叶基。体轻质松，易折断，断面不平坦，皮部浅棕色，有裂隙，木部浅黄色。

【药理作用】对金黄色葡萄球菌、乙型溶血性链球菌、肺炎球菌及真菌有抑制作用，还能抑制豚鼠离体气管、回肠平滑肌的变应性收缩，增强小鼠腹腔巨噬细胞的吞噬功能。此外，还有解热、镇痛、镇静和抗炎作用。

【用法用量】内服：煎汤，7.5～15克；或研末入丸、散。外用：研末调敷。

【方剂选用】①治年深不愈的偏头痛、湿热上溯损目及脑痛不止：川芎25克，柴胡35克，黄连（炒）、防风（去芦）、羌活各50克，炙甘草55克，黄芩150克。上述所有药材均研成细末，每次服10克，放入茶杯内，用开水调成膏状，抹在口内，用少许开水送下即可。晚上睡觉时头痛得睡不着，服时可加细辛1克。②治偏正头风：防风、白芷各200克，研为细末，加蜂蜜和成如弹子大小的丸，偏正头风空腹服1丸，身上麻风食后服1丸。如有牙风毒，则用茶清调为丸，每服1丸，茶汤送下，未愈时可连进3丸。

【注意事项】阴虚火旺、血虚发痉者慎用。

羌　活

【别名】羌青、护羌使者、胡王使者、羌滑、退风使者、黑药。

【来源】伞形科羌活属植物羌活的根茎及根。

【性味】温，辛、苦。

【药材性状】圆柱形略弯曲的根茎，长4～13厘米，直径0.6～2.5厘米。顶端具茎痕。表面棕褐色至黑褐色，外皮脱落处呈黄色。节间缩短，呈紧密隆起的环状，形似蚕；或节间延长，形如竹节状。节上有多数点状或瘤状突起的根痕及棕色破碎鳞片。体轻，质脆，易折断。断面不平整，有多数裂痕，皮部黄棕色至暗棕色，油润，有棕色油点，木部黄白色，射线明显，髓部黄色至黄棕色。气香，味微苦而辛。

【药理作用】①解热作用：2%羌活挥发油2毫升/千克腹腔注射，对肌注酵母引起发热的家兔有明显解热作用，但其效不及安乃近。羌活挥发油1.328毫升/千克灌胃或0.133毫升/千克腹腔注射，对皮下注射酵母引起发热的大鼠也有显著解热作用。②镇痛作用：2%羌活挥发油10毫升/千克腹腔注射，小鼠热板法试验能明显提高痛阈。

【用法用量】内服：煎汤，3～10克；也可入丸、散。

白　芷

【别名】川白芷。

【来源】伞形科当归属植物杭白芷的干燥根。

【性味】温，辛。

【药材性状】本品呈长圆锥形，长10～25厘米，直径1.5～2.5厘米。表面灰棕色或黄棕色，根头部钝四棱形或近圆形，具纵皱纹、支根痕及皮孔样的横向突起，有的排列成四纵行。顶端有凹陷的茎痕。质坚实，断面白色或灰白色，粉性，形成层环棕色，近方形或近圆形，皮部散有多数棕色油点。

【药理作用】本品有解热、镇痛、抗炎作用，白芷中含有白芷素，小量白芷素有兴奋延髓血管运动中枢、呼吸中枢、迷走神经及脊髓的作用；能升高血压，使脉搏变慢、呼吸加深，引起流涎呕吐，大剂量可引起痉挛而麻痹。白芷所含呋喃香豆类化合物有光敏性作用，对平滑肌有解痉作用。此外，尚有抑制细菌和真菌作用。

【用法用量】内服：煎汤，4～10克；或入丸、散。外用：研末或调敷。

【方剂选用】①治头痛不可忍，及赤眼、牙痛：香白芷、干姜各25克，蒿角子5克，研为末，茶调服，每日2.5克。以上分量分作3次，慢慢吸入鼻内，然后揉动两侧太阳穴，其痛立止。②治鼻炎：辛夷、防风、白芷各4克，苍耳子6克，川芎2.5克，北细辛3.5克，甘草1.5克。水煎，连服4剂。服用期间忌食牛肉。③治半边头痛：白芷、细辛、石膏、乳香、没药（去油）各等分，研为细末，吹入鼻中，左痛右吹，右痛左吹。

【注意事项】血虚有热及阴虚阳亢头痛者禁服。

香　薷

【别名】香菜、香茉、石香茉、石香薷、香戎、香茸、蜜蜂草。

【来源】唇形科石荠苧属植物石香薷的带根全草或地上部分。

【性味】微温，辛。

【药材性状】干燥全草，全体被有白色茸毛。茎挺立或稍呈波状弯曲，长30～50厘米，直径1～3毫米；近根部为圆柱形，上部方形，节明显，淡紫色或黄绿色；质脆，易折断。叶对生，皱缩破碎或已脱落；润湿展平后，完整的叶片呈披针形或长圆形，长2.5～3.5厘米，宽3～5毫米，边缘有疏锯齿，暗绿色或灰绿色。茎顶带有穗状花序，呈淡黄色或淡紫色，宿存的花萼呈钟状，苞片脱落或残存。有浓烈香气，味辛，微麻舌。以质嫩、茎淡紫色、叶绿色、花穗多、香气浓烈者为佳。

【药理作用】本品有发汗解热、镇静、镇痛、抗菌、抗病毒及增强免疫作用，并能刺激消化腺分泌及胃肠蠕动。酊剂能刺激肾血管而使肾小球充血，有利尿作用。此外，本品还有祛痰、镇咳和抑制皮肤真菌作用。

【用法用量】内服：煎汤，5～15克；或研末入丸、散。

【方剂选用】①治脾胃不和、三焦痞滞、内感风冷、外受寒邪、憎寒壮热、身体疼痛、肢节倦怠、霍乱呕吐、中酒不醒、四时伤寒头痛：香薷（去土）100克，甘草（炙）25克，白扁豆（炒）、厚朴（去皮，姜汁炒）、茯神各50克，共研为细末，盐开水调服，每次10克。②治霍乱吐利、四肢烦疼、冷汗出、多渴：香薷100克，蓼子50克，粗捣筛，每次10克，以适量水煎，去渣温服，日服3次。③治水肿或疮中水、通身皆肿：干香薷500克，白术350克，捣细下筛，浓煮香薷取汁，和白术做成梧桐子大小的丸，每次服10丸，日夜共服5次，利小便即好。夏取花、叶合用亦佳。忌与青鱼、海藻、菘菜、桃、李、雀肉同用。

【注意事项】汗多表虚者忌服。利水退肿需浓煎。不宜久煎。内服宜凉饮，热饮易致呕吐。

心叶荆芥

【别名】假苏、假荆芥、山藿香、小荆芥、西藏土荆芥、樟脑草、荆芥。

【来源】唇形科荆芥属植物心叶荆芥的全草。

【性味】凉，辛。

【药材性状】干燥的全草，茎方形，四面有纵沟，上部多分枝，长45～90厘米，直径3～5毫米，表面被有短柔毛。质轻脆，易折断，断面纤维状，黄白色，中心有白色疏松的髓。叶对生，叶片分裂，裂片细长，呈黄色，皱缩卷曲，破碎不全，质脆易脱落。枝顶着生穗状轮伞花序，呈绿色圆柱形，长7～10厘米。花冠多已脱落，只留绿色的萼筒，内有4个棕黑色的小坚果。气芳香，味微涩而辛凉。

【药理作用】本品水煎剂有微弱解热作用，对金黄色葡萄球菌、白喉杆菌、伤寒杆菌、痢疾杆菌、绿脓杆菌和人型结核杆菌均有一定的抑制作用。荆芥甲醇及醋酸乙酯提取物均有镇痛、抗炎作用，后者还有较强的抑制过氧化脂质（LPO）和脂质氧化酶活性作用。荆芥炒炭后有止血作用。

【用法用量】内服：煎汤，9～15克；或研末入丸、散。外用：鲜品捣敷、研末调敷或煎水洗。

【方剂选用】①治风热头痛：心叶荆芥穗、石膏各等分，研为末，每次服10克，以茶调下。②治头目诸疾、血劳、风气头痛、头晕目眩：心叶荆芥穗研为末，调酒服，每次服15克。③治风热肺壅、咽喉肿痛、语声不出或如有物哽：心叶荆芥穗25克，桔梗100克，甘草（炙）50克，共研为粗末，每次取25克，加适量水、生姜3片，煎后去渣，饭后温服。④治口眼偏斜：心叶荆芥、青薄荷各500克，一起放入砂盆内研为末，绞汁于瓷器内，煎成膏。余渣分成3份，去1份，将余下的2份晒干研为末，放入膏内和为如梧桐子大小的丸。每次服20丸，每日服3次。忌动风物。⑤治大便下血：心叶荆芥炒后研为末，每次饮服10克，妇人用酒下。亦可拌面做馄饨食之。⑥治小便尿血：心叶荆芥、砂仁各等分，研为末，糯米饮下15克，日服3次。

【注意事项】表虚自汗、阴虚头痛者忌服。发表透疹消疮宜生用，止血宜炒炭用。

藁　本

【别名】藁茇、鬼卿、地新、山茝、蔚香、微茎、土芎、秦芎。

【来源】伞形科藁本属植物藁本的根茎和根。

【性味】温，辛。

【药材性状】根茎呈不规则的结节状圆柱形，有分枝，稍弯曲，多横向生长，长3～8厘米，直径0.7～3厘米。外皮棕褐色或棕黑色，皱缩有沟纹。上侧具有数个较长的茎基残留，茎基中空有洞，表面具纵直沟纹。质硬易折断，断面淡黄色或黄白色。气芳香，味苦而辛，微麻。

【药理作用】①中枢抑制作用：藁本中性油7.017克（生药）/千克和14.034克（生药）/千克灌胃，能明显减少小鼠自发活动，加强硫喷妥钠引起的睡眠，显著抑制苯丙胺所致的小鼠运动性兴奋和用腹腔注射酒石酸锑钾所致的小鼠扭体反应，明显延长热板法痛阈时间，对伤寒副伤寒混合菌苗引起发热的家兔有明显解热作用，并能降低小鼠的正常体温，表明有显著的镇静、镇痛、解热和降温等中枢抑制作用。②抗炎和抗腹泻作用：藁本75%醇提取物5克/千克和15克/千克灌胃，能抑制二甲苯性小鼠耳肿、角叉菜胶性足趾肿胀和乙酸提高的小鼠腹腔毛细血管通透性，抑制蓖麻油或番泻叶引起的腹泻。③对平滑肌的作用：藁本醇提取物对离体兔肠肌有明显的抑制作用，并能对抗乙酰胆碱所致肠肌兴奋。

【用法用量】内服：煎汤，3～10克；或研末入丸、散。外用：煎水洗或研末调涂。

【方剂选用】①治风湿性关节痛：藁本9克，苍术9克，防风9克，牛膝12克，水煎服。②治一切风，偏、正头痛，鼻塞胸闷，伤寒及头风，遍身疮癣，手足顽麻：川芎、细辛、白芷、甘草、藁本各等分，研为末。每剂药200克，加煅石膏末500克，水和为丸，每50克做8丸，每次服1丸，饭后就薄荷茶嚼下。③治胃痉挛、腹痛：藁本25克，苍术15克，水煎服。④治疥癣：用藁本煎汤浴之及浣衣。⑤治头屑：藁本、白芷等分，共研为末，夜掺于发内，明早梳之，头屑自去。

细　辛

【别名】白细辛、金盆草、大药、盆草细辛、山人参、马蹄香。

【来源】马兜铃科细辛属植物华细辛的带根全草。

【性味】温，辛。有小毒。

【药材性状】多数十棵扎成一把，常蜷缩成团。根茎长5～20厘米，直径0.1～0.2厘米，节间长0.2～1厘米。根细长，密生节上，表面灰黄色，平滑或具纵皱纹，质脆易折断，断面黄白色，基生叶1～2片，叶片较薄，心形，先端渐尖。花被裂片开展。果近球形，气味较弱。

【药理作用】①局部麻醉作用：细辛水浸剂或乙醇浸剂（20%

~100%）能阻断蛙坐骨神经的冲动传导，在豚鼠皮丘试验中，有浸润麻醉效力，但煎剂无效。细辛挥发油尚有表面麻醉（兔角膜反射）作用。②解热、镇痛作用：取细辛挥发油中的阿拉伯胶乳剂0.2~1.0毫升/千克给家兔口服，对正常及温刺法引起的体温升高均有降低作用。对四氢-β-萘胺或伤寒、副伤寒混合疫苗引起的发热、口服挥发油0.5毫升/千克引起的发热也有抑制作用；同样剂量对家兔（电刺激齿髓法）有镇痛作用，强度与阿司匹林相似。③抑菌作用：体外试验，细辛对溶血性链球菌、痢疾杆菌、伤寒杆菌及结核杆菌有抑制作用。

【用法用量】内服：煎汤，1~3克；或研末入丸、散，每次0.5~1克。外用：研末吹入鼻内或煎水含漱。

【注意事项】阴虚、血虚、气虚多汗及火升炎上者禁服。反藜芦。本品服用剂量过大会有面色潮红、头晕、多汗，甚至胸闷、心悸、恶心、呕吐等不良反应。

发散风热药

本类药物性味多辛凉，发汗作用比较缓和，以发散风热为主要功效。

薄　荷

【别名】蕃荷菜、菝蔺、南薄荷、猫儿薄荷、升阳菜、夜息花。

【来源】唇形科薄荷属植物薄荷的全草或叶。

【性味】凉，辛。

【药材性状】本品茎呈方柱形，有对生分枝，长15～40厘米，直径0.2～0.4厘米；表面紫棕色或淡绿色，棱角处具茸毛，节间长2～5厘米；质脆，断面白色，髓部中空。

【药理作用】本品可使皮肤毛细血管扩张而发汗解热。薄荷醇、薄荷酮局部外用有抗炎、镇痛、止痒作用。薄荷油有解除胃肠痉挛及促进呼吸道腺体分泌作用。煎剂对单纯性疱疹病毒、森林病毒、流行性腮腺炎病毒及葡萄球菌、链球菌等多种病菌有抑制作用。叶含挥发油，油中主要有薄荷脑、薄荷酮、柠檬烯等，可促进皮肤毛细血管扩张，有发汗解热、镇痛、止痒等作用。研究发现，薄荷叶能阻止癌症病变处血管的生长，使癌细胞因得不到血液供应而“饿死”，但对健康组织血管无损伤。

【用法用量】内服：煎汤，3～6克；或研末入丸、散。外用：捣汁或煎汁涂患处。

【方剂选用】①治风热感冒：薄荷、菊花、金银花各10克，水煎服。②治风热头痛、目赤：薄荷、桑叶、野菊花各10克，煎水代茶饮。③治风寒感冒：薄荷10克，紫苏叶15克，生姜6克，水煎服。④治急性咽喉炎：薄荷10克，桔梗6克，甘草3克，水煎服。

【注意事项】阴虚血燥、表虚汗多者忌服。

菊　花

【别名】节华、日精、女节、女华、女茎、更生、甘菊、真菊、金蕊、馒头菊、簪头菊、甜菊花、药菊。

【来源】菊科菊属植物菊的头状花序。

【性味】微寒，辛、甘、苦。

【药材性状】干燥头状花序，外层为数层舌状花，呈扁平花瓣状，中心由多数管状花聚合而成，基部有总苞，系由3～4层苞片组成。气清香，味淡、微苦。以花朵完整、颜色鲜艳、气清香、无杂质者为佳。

【药理作用】本品煎剂能显著扩张冠状动脉，增加冠脉血流量和提高心肌耗氧量。有明显解热、降压、抗炎等作用，对流感病毒、钩端螺旋体及多种致病菌均有抑制作用。

【用法用量】内服：煎汤，10～15克；泡茶或研末入丸、散。外用：煎水洗或捣烂敷。疏散风热多用黄菊花（杭菊花），平肝明目多用白菊花（滁菊花）。

【方剂选用】①治风热头痛：菊花、石膏、川芎各15克，共研为末，每次服7克，用茶调下。②治太阴风温（症见咳嗽、身不甚热、微渴）：杏仁10克，连翘7克，薄荷4克，桑叶10克，菊花5克，苦桔梗10克，甘草4克，芦根10克，水2杯煎取1杯，每日服3次。③治热毒风上攻、目赤头旋、眼花面肿：菊花（焙）、排风子（焙）、甘草（炮）各50克，共捣为散，晚上睡觉时用温水调服15毫升。

【注意事项】气虚胃寒、食少泄泻之病宜少用。

葛　根

【别名】鸡齐根、干葛、甘葛、粉葛、葛麻茹、葛子根、葛条、葛藤等。

【来源】豆科葛属植物野葛的干燥根。

【性味】凉，辛、甘。

【药材性状】呈纵切的长方形厚片或小方块，长5～35厘米，厚0.5～1厘米。外皮淡棕色，有纵皱纹，粗糙。切面黄白色，纹理不明显。质韧，纤维性强。无臭，味微甜。

【药理作用】①对循环系统的作用：葛根中提取的黄酮能增加脑及冠状血管血流量。②解痉作用：葛根含大豆黄酮，对小鼠、豚鼠离体肠管具有罂粟碱样解痉作用。③降血糖作用：给家兔口服葛根煎剂，开始2小时血糖上升，随即下降，3～4小时下降至最低。对家兔肾上腺素性高血糖不仅无对抗作用，反而会使之增高，但能促进血糖提早恢复正常。葛根水提取物也能使家兔血糖初上升后下降，让处于饥饿状态的家兔血糖上升作用更显著，乙醚提取物对糖代谢则无明显影响。④解热作用：葛根浸剂对人工发热家兔有明显的解热作用，解热作用可维持4～5小时之久。

【用法用量】煎汤，10～15克。退热生津宜生用，升阳止泻宜煨用，生津以鲜葛根为优。

【注意事项】表虚多汗与虚阳上亢者慎用。

桑　叶

【别名】铁扇子、蚕叶。

【来源】桑科桑属植物桑的叶。

【性味】微寒，甘、苦。

【药材性状】叶多皱缩、破碎。完整的叶片有柄，展开后呈卵形或宽卵形；先端渐尖，基部截形、圆形或心形，边缘有锯齿或钝锯齿，有的不规则分裂。上表面黄绿色或浅黄棕色，有时可见有小疣状突起；下表面色较浅，叶脉突起，小脉网状，脉上被疏毛，叶腋具簇毛。质脆。气微，味淡、微苦涩。

【用法用量】内服：煎汤，7.5～15克；或入丸、散。外用：煎水洗或捣敷。疏散风热，清肝明目多生用，清肺润燥多蜜炙用。

【方剂选用】①治太阴风温，只咳嗽，身不甚热，微渴：杏仁10克，连翘7.5克，薄荷4克，桑叶12克，菊花5克，苦梗10克，甘草4克（生），芦根10克，水2杯煮取1杯，日服2次。②治肝阴不足、眼目昏花、咳久不愈、肌肤甲错、麻木不仁：嫩桑叶（去蒂，洗净，晒干，研为末）500克，黑胡麻子（淘净）200克，将胡麻擂碎，熬成浓汁，和白蜜500克，炼至滴水成珠，入桑叶末做成如梧桐子大小的丸，每次服15克，空腹时用盐汤、晚睡时用温酒送下。③治吐血：晚桑叶不计多少，微焙，捣为细散，每次取15克，用冷腊茶调成膏状，入麝香末少许，夜卧时含化咽津。只能服用1剂，后用补肺药。④治霍乱已吐利后、烦渴不止：桑叶15克，切片，以水煎，去渣，不计时候温服。⑤治小儿渴：桑叶不拘多少，用生蜜逐叶敷过，将线系叶蒂上，阴干，切细，用水煎汁服用。

蔓荆子

【别名】蔓荆实、荆子、万荆子、蔓青子。

【来源】马鞭草科牡荆属植物蔓荆的果实。

【性味】微寒，辛、苦。

【药材性状】干燥果实圆球形，直径4～6毫米，表面灰黑色或黑褐色，被灰白色粉霜，有4条纵沟；用放大镜观察，密布淡黄色小点。底部有薄膜状宿萼及小果柄，宿萼包被果实的1/3～2/3，边缘5齿裂，常深裂成两瓣，灰白色，密生细柔毛。体轻，质坚韧，不易破碎，横断面果皮灰黄色，有棕褐色油点，内分4室，每室有种子1枚，种仁白色，有油性。气特异而芳香，味淡微辛。

【药理作用】本品有镇静、止痛和解热的作用。蔓荆子黄素有抗菌、抗病毒作用。

【用法用量】内服：煎汤，5～15克；或浸酒，或研末入丸、散。外用：捣敷。

柴　胡

【别名】南柴胡、红柴胡、软苗柴胡、香柴胡、细叶柴胡、蚂蚱腿、软柴胡、小柴胡。

【来源】伞形科柴胡属植物狭叶柴胡的根。

【性味】 微寒，苦、辛。

【药材性状】根较细，圆锥形，顶端有多数细毛状枯叶纤维，下部多不分枝或稍分枝。表面红棕色或黑棕色，靠近根头处多具细密环纹。质稍软，易折断，断面略平坦，不显纤维性，淡棕色，形成层环色略深。具败油气。

【药理作用】本品有明显的镇静、镇痛、抗炎、解热、降温、镇咳作用，还有利胆、抗肝损伤、抗脂肪肝等作用。尚能增强机体体液免疫和免疫功能，有抗菌、抗病毒、抗疟等作用。粗皂苷能使大鼠血压下降、心率减慢，并有明显溶血作用。

【用法用量】内服：煎汤，

3～10克；或研末入丸、散。外用：煎水洗或研末调敷。和解退热宜生用，疏肝解郁多用醋炙，升举阳气多用蜜炙，行血调经多用酒炙，骨蒸劳热用鳖血拌炒。

【注意事项】肝阳上亢、肝风内动、阴虚火旺及气机上逆者忌用或慎用。

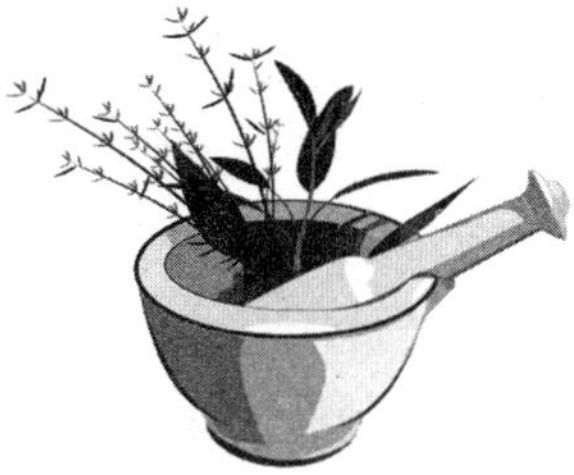

第二章

清热类

凡药性寒凉，以清解里热为主要作用的药物，称为清热药。

清热药药性皆凉，用其寒性除热，此热或因外邪传里化热，或因热邪直中于里，或因阴虚生热。清热药的应用是以《黄帝内经》“热者寒之”以及《神农本草经》“疗热以寒药”的原则为指导。因里热证可发生于各个脏腑、部位，故清热药的归经不一。

由于里热证的致病因素、疾病表现阶段及脏腑、部位的不同，里热证有多种证型，需选择不同的清热药进行治疗。清热药均能清除里热，然功或偏泻火，或能凉血，或善解毒，或祛湿热，或疗虚热，各有所长。根据疾病的证型以及药物的主要性能，清热药可分为清热泻火药、清热燥湿药、清热解毒药、清热凉血药及清虚热药五类。

本类药药性大多寒凉，少数平而偏凉，味多苦，或甘，或辛，或咸。此类药物易伤脾胃，故脾胃虚弱、食少便溏者慎用；阴盛格阳、真寒假热者忌用；苦燥容易伤阴，阴虚者慎用，或与养阴生津药同用；注意中病即止，避免克伐太过，以伤正气。

清热药又必须根据兼夹病证予以适当配伍，如表邪未尽里热又盛，可配解表药同用；湿热者可配利水渗湿药；热盛里实者可配攻下药；热盛动风者可配息风药；热入心包、神志昏迷者，可配开窍药；血热妄行者可配止血药；邪热伤阴者可配养阴药等。此外，如里热气血两燔，又可与清气凉血药相兼同用。

清热泻火药

本节药物以清热泻火为主要功效。体虚有里热证时应注意顾护正气，当配伍补虚药使用。

知　母

【别名】蒜瓣子草、连母、野蓼、地参、水参、水浚、货母、蝭母。

【来源】百合科多年生草本植物知母的干燥根茎。

【性味】寒，苦。

【药材性状】呈长条状，微弯曲，略扁，偶有分枝，长3～15厘米，直径0.8～1.5厘米。一端有浅黄色的茎叶残痕。表面黄棕色至棕色，上面有一凹沟，具紧密排列的环状节，节上密生黄棕色的残基，由两侧向根茎上方生长；下面隆起而略皱缩，并有凹陷或突起的点状根痕。质硬，易折断，断面黄白色。气微，味微甜、略苦，嚼之带黏性。

【药理作用】本品浸膏有解热作用，能防治大肠杆菌所致家兔高热且作用持久。有抑制血小板聚集、降低血糖、抗炎、利尿、祛痰、抗菌、抗癌、抗溃疡作用。所含皂苷能明显降低甲状腺素造成的耗氧量，抑制Na^+–K^+–ATP（钠钾三磷酸腺苷酶）酶活性，还能调整β–肾上腺素受体及M–胆碱能受体的相互关系。

【用法用量】内服：煎汤，6～12克；或研末入丸、散。

【方剂选用】①治伤寒邪热内盛、齿牙干燥、烦渴引饮、目昧唇焦：知母25克，石膏15克，麦冬10克，甘草5克，人参40克，水煎服。②治温疟壮热、不能食：知母、鳖甲（炙）、地骨皮各15克，常山10克，竹叶（切）50克，石膏

20克（碎），上6味切碎，以水2升煮取0.6升，去渣，分3次服。③治火冲眩晕、暴发倒仆、昏迷不醒、遗尿不觉，少顷汗出而轻，仍如平人，右关脉细数，脾阴不足者：知母、黄柏、黄芪、当归各等分，水煎服。④治消渴：生山药50克，生黄芪25克，知母30克，生鸡内金（捣细）10克，葛根7.5克，五味子15克，天花粉15克，水煎服。

芦　根

【别名】芦菇根、活芦根、芦柴根、干芦根、苇根、苇茎。

【来源】禾本科多年生草本芦苇的根茎。

【性味】寒，甘。

【药理作用】本品有解热、镇吐的作用，还可使血糖略有下降，抑制心脏收缩。所含的苜蓿素可使肠肌松弛、蠕动减慢。另外，芦根还有抗菌、溶解胆结石的作用。

【用法用量】水煎服，干品用15～30克，鲜品加倍，或捣汁用。

【方剂选用】①治太阴温病（口渴甚，吐白沫、黏滞不快者）：梨汁、荸荠汁、鲜芦根汁、麦冬汁、藕汁（或用蔗浆）各适量，和匀凉服，不甚喜凉者可炖温服。②治五噎心膈气滞、烦闷吐逆、不下食：芦根25克，剉，以水3升煮取2升，去渣，不计时温服。③治呕哕不止、厥逆者：芦根1500克，切，水煮浓汁，频饮。

竹　叶

【别名】苦竹叶。

【来源】禾本科毛竹属植物淡竹的叶。

【性味】寒，甘、淡。

【用法用量】内服：煎汤，10～20克。

【方剂选用】①疗热渴：淡竹叶20克，茯苓、石膏（碎）各15克，小麦20克，瓜蒌10克，备水3升，先煮竹叶取2升，再放入其他药物，煮取0.5升，去渣温服。②治霍乱利后烦热燥渴、卧不安：浓煮竹叶汁，饮80毫升。③治小儿心脏风热、精神恍惚：竹叶25克，粳米15克，茵陈25克，先以水煮竹叶、茵陈，去渣取汁，再投入粳米煮成粥食之。④治产后中风发热、面赤、气喘而头痛：竹叶20克，葛根45克，防风、桔梗、甘草、桂枝、人参各15克，附子（炮）1枚，大枣15枚，生姜60克，以水煮取汁，分3次温服，以出汗为度。⑤治诸淋：竹叶、车前子、大枣、乌豆（炒，去壳）、灯心草、甘草各7.5克，水煎，去渣，不拘时温服。

夏枯草

【别名】麦夏枯、铁色草、棒头柱、棒槌草、锣锤草。

【来源】唇形科多年生草本植物夏枯草的干燥果穗。

【性味】寒，苦、辛。

【药材性状】干燥果穗呈长圆柱形或宝塔形，长1.5～8厘米，直径0.8～1.5厘米，棕色或淡紫褐色，宿萼数轮至十数轮，作覆瓦状排列，每轮有5～6个具短柄的宿萼，下方对生苞片2枚。苞片肾形，膜质，淡黄褐色，纵脉明显，基部楔形，先端尖尾状，背面生白色粗毛，宿萼唇形，上唇宽广，先端微3裂，下唇2裂，裂片尖三角形，外面有粗毛。花冠及雄蕊都已脱落。宿萼内有小坚果4枚，棕色，有光泽。果实卵圆形，棕色，尖端有白色突起，坚果遇水后，表面能形成白色黏液层。体轻质脆，微有清香气，味淡。

【用法用量】内服：煎汤，6～15克，大剂量可用至30克；或熬膏，或入丸、散。外用：煎水洗或捣敷。

【方剂选用】①治瘰疬：夏枯草300克，水1.2升，煎至七分，去渣，服食。煎浓膏服，并涂患处，多服益善。②治乳痈初起：夏枯草、蒲公英各等分，酒煎服，或做丸亦可。③治肝虚目睛疼、冷泪不止、筋脉痛及眼畏光怕日：夏枯草25克，香附50克，共研为末，每次服5克，腊茶调下。④治血崩不止：夏枯草研为末，用米汤调下。⑤治赤白带下：夏枯草花，开时采，阴干研为末，每次服10克，饭前用米汤调饮。

【注意事项】脾胃虚弱者慎服。

决明子

【别名】草决明、马蹄决明、假绿豆。

【来源】豆科一年生草本植物决明的干燥成熟种子。

【性味】微寒，苦、甘、咸。

【药材性状】种子棱方形或短圆柱形，两端平行倾斜，长3～7毫米，宽2～4毫米。表面绿棕色或暗棕色，平滑有光泽。一端较平坦，另端斜尖，背腹面各有1条突起的棱线，棱线两侧各有1条斜向对称而色较浅的线形凹纹。质坚硬，不易破碎。种皮薄，子叶2片，黄色，呈“S”形折曲并重叠。味微苦。

【药理作用】①降血压作用：决明子的水浸液、醇－水浸液、醇浸液对麻醉犬、猫、兔等皆有降压作用。②抗菌作用：种子的醇提取物对葡萄球菌、白喉杆菌、伤寒杆菌、副伤寒杆菌、大肠杆菌等均有抑制作用，而水提取物则无效，水浸剂（1∶4）在试管中对某些皮肤真菌有不同程度的抑制作用。

【用法用量】内服：煎汤，6～15克，大量可用至30克；或研末；或泡茶饮。外用：研末调敷。

【方剂选用】①治失明、目中无他、无所见，如绢中视：决明子30克，捣筛，取适量煮粥服。忌与鱼、蒜、猪肉同食。②治目赤肿痛：决明子炒研，茶调，敷两侧太阳穴，干则易之。亦治头风热痛。③治雀目：决明子100克，地肤子50克，捣细为散，每餐饭后以清粥饮调下5克。④治眼补肝、除暗明目：决明子200克，蔓荆子200克（用好酒1升，煮至酒尽，曝干），上药共捣细为散，每次服10克，以温开水调下，饭后及临睡前服。⑤治急性结膜炎：决明子、菊花各15克，蔓荆子、木贼各10克，水煎服。⑥治高血压：决明子25克，炒黄，水煎代茶饮。⑦治小儿疳积：决明子15克，研末；鸡肝1副，捣烂；以白酒少许调和成饼，蒸熟服。

【注意事项】脾胃虚寒及便溏者慎服。

凉粉草

【别名】仙人草、仙人冻、仙草。

【来源】唇形科凉粉草属植物凉粉草的地上部分。

【性味】寒，甘、淡。

【药材性状】干燥全草，长20～45厘米，棕褐色或黑色，多切成长约20厘米的段。茎方形，直径3～6毫米，有分枝，被灰棕色长毛，有沟槽，幼茎常扭曲；质脆易断，中心有髓。叶对生，多皱缩，黄褐色，展平后呈卵状长圆形，长3～5厘米，宽2～3厘米，先端钝尖，基部渐收细成柄，边缘有小锯齿，两面均被疏长毛，质稍韧，手捻不易破碎，水湿后显黏滑感，水煎液有胶黏性。气微，味甘淡。

【药理作用】凉粉草有降低血糖作用。

【用法用量】内服：煎汤，15～30克，大剂量可用至60克。外用：研末调敷，或煎水洗；鲜品捣敷。

【方剂选用】①治暑热：凉粉草适量，捣烂水煮，待成黄褐色后去渣，取汁和米浆煮熟，冷却成黑色胶状物，拌以砂糖，代茶饮。②治痢疾：凉粉草、败酱草各30克，水煎服。③治丹毒（头面丹毒）：凉粉草250克，水1.5升，放入铜锅中同煮成浓汤，至温时淋洗头面10分钟，洗完另用新汤以纱布、棉花浸湿敷患处，每日洗敷3次。

【注意事项】孕妇慎用。

野牡丹

【别名】猪母草、山石榴、豹牙郎木、吞口巴、毛足杆、活血丹、高脚山落苏、金鸡腿。

【来源】野牡丹科野牡丹属植物野牡丹的全草。

【性味】凉，酸、涩。

【药材性状】根粗细不一，为圆柱形或椭圆形的段状。切面黄白色，周围粗糙红棕色。果实长圆形，有的不规则开裂。种子弯曲，黑色。鲜叶片长卵形或卵形，主脉5～7条，全缘，两面均被毛。气微，味淡。

【药理作用】野牡丹口服液体外对痢疾杆菌和大肠杆菌均有抑制作用，对离体兔肠的蠕动有明显的抑制作用，对蓖麻油和番泻叶引起的小鼠腹泻均有抑制作用。

【用法用量】内服：煎汤，9～15克；或研末，或泡酒，或绞汁。外用：捣敷，或研末调敷，或煎汤洗，或口嚼（叶）敷。

【方剂选用】①治跌打损伤：野牡丹50克，金樱子根25克，和猪瘦肉酌加红酒炖服。②治膝关节肿痛：野牡丹40克，忍冬藤15克，水煎服，日服2次。③治痈肿：鲜野牡丹叶100克，水煎服，渣捣烂外敷。④治耳痈：野牡丹50克，猪耳1个，水煎服。⑤治蛇头疔：野牡丹30克，和猪肉炖服。⑥治乳汁不通：野牡丹50克，猪瘦肉200克，酌加酒水炖服。⑦解木薯中毒：野牡丹叶或根150克，煎服。⑧治月经过多、红白痢疾、腹泻：野牡丹干根100克，水煎服，日服2次。⑨治风湿性关节炎：野牡丹根

100克，夏枯草25克，酒100毫升，炖，分2次服。

苦丁茶

【别名】大叶茶、苦灯茶。

【来源】冬青科植物大叶冬青的叶。

【性味】寒，甘、苦。

【药材性状】叶呈卵状长圆形或长椭圆形，有的破碎或纵向微卷曲，长8~17厘米，宽4.5~7.5厘米；先端锐尖或稍圆，基部钝，边缘具疏齿；上面黄绿色或灰绿色，有光泽，下表面黄绿色；叶柄粗短，长15~20厘米；革质而厚；气微，味微苦。

【药理作用】具有增强和调节机体免疫的功能；对多种细菌有抑制作用，广泛应用于抗菌消炎；有明显的降血压作用；能够减脂降血糖，可用于治疗心脑血管疾病。此外还有利排毒、抗疲劳、抗癌、防衰老等作用。

【用法用量】内服：煎汤，3~9克；或研末入丸剂。外用：煎水熏洗或涂搽。

无花果

【别名】驲驿、阿驿、底珍、天生子、映日果、优昙钵、品仙果。

【来源】桑科无花果属植物无花果的聚花果。

【性味】凉，甘。

【药材性状】干燥的花托呈倒圆锥形或类球形，长约2厘米，直径1.5~2.5厘米；表面淡黄棕色至暗棕色、青黑色，有波状弯曲的纵棱线；顶端稍平截，中央有圆形突起，基部较狭，带有果柄及残存的苞片。质坚硬，横切面黄白色，内壁着生众多细小瘦果，有时上部尚见枯萎的雄花。瘦果卵形或三棱状卵形，长1~2毫米，淡黄色，外有宿萼包被。气微，味甜。

【药理作用】实验证明其具有抗癌活性，并能激活机体的免疫功能。无花果汁能抑制大鼠移植性肉瘤、小鼠自发性乳癌，并能延缓移植性腺癌、骨髓性白血病、淋巴肉瘤之发展，使其退化。无花果水提取液经丙酮处理所得之物质对艾氏肉瘤有抑制作用。

【用法用量】内服：煎汤，9~15克，大剂量可用30~60克；生食1~2枚。外用：煎水洗、研末调敷或吹喉。

清热解毒药

本节药物能清解热毒或火毒，主要用于痈肿疔毒、丹毒、热毒下痢、咽喉肿痛、癌肿等。

金银花

【别名】二宝花、双花、银花、金花、忍冬花。

【来源】忍冬科植物忍冬的干燥花蕾或带初开的花。

【性味】寒，甘。

【药材性状】干燥花蕾呈长棒状，略弯曲，长2～3厘米，上部较粗，直径1.5～3毫米。外表黄色或黄褐色，被有短柔毛及腺毛。基部有绿色细小的花萼，5裂，裂片三角形，无毛。剖开花蕾，则见5枚雄蕊及1枚雌蕊。花冠唇形，雌雄蕊呈须状伸出。气芳香，味微苦。

【药理作用】①抗菌作用：体外实验对多种细菌（伤寒杆菌、副伤寒杆菌、大肠杆菌、变形杆菌、绿脓杆菌、百日咳杆菌、霍乱弧菌、葡萄球菌、链球菌、肺炎双球菌、脑膜炎球菌等）均有抑制作用。②其他作用：给禁食大鼠服大量胆固醇，如同时服金银花，则血胆固醇水平较对照组为低，故金银花似能减少肠道对胆固醇的吸收。

【用法用量】内服：煎汤，10～20克；或研末入丸、散。外用：捣敷。

【方剂选用】①预防流行性乙型脑炎、流行性脑脊髓膜炎：金银花、连翘、大青根、芦根、甘草各15克。水煎，代茶饮，每日1剂，连服3～5天。②治痢疾：金银花（入铜锅内，焙枯存性）25克，红痢以白蜜水调服，白痢以砂糖水调服。

连　翘

【别名】旱连子、大翘子、空壳、大翘、黄花杆、黄寿丹、黄花条。

【来源】木樨科落叶灌木连翘的干燥果实。

【性味】微寒，苦。

【药材性状】本品呈长卵形至卵形，稍扁，长1.5～2.5厘米，直径0.5～1.3厘米。表面有不规则的纵皱纹及多数凸起的小斑点，两面各有1条明显的纵沟。顶端锐尖，基部有小果梗或已脱落。青翘多不开裂，表面绿褐色，凸起的灰白色小斑点较少；质硬；种子多数黄绿色，细长，一侧有翅。老翘自顶端开裂或裂成两瓣，表面黄棕色或红棕色，内表面多为浅黄棕色，平滑，具一纵隔；质脆；种子棕色，多已脱落。气微香，味苦。

【药理作用】①抗菌作用：连翘浓缩煎剂在体外有抗菌作用，可抑制伤寒杆菌、副伤寒杆菌、大肠杆菌、痢疾杆菌、白喉杆菌、霍乱弧菌、葡萄球菌、链球菌等。连翘在体外的抑菌作用与金银花大体相似，为银翘散中抗菌之主要成分。②其他作用：连翘能抑制洋地黄对鸽静脉注射的催吐作用，减少呕吐次数，但不改变呕吐的潜伏期，其镇吐效果与注射氯丙嗪2小时后的作用相仿。

【用法用量】内服：煎汤，6～15克；或研末入丸、散。外用：煎水洗。

大青叶

【别名】蓝叶、蓝菜。

【来源】十字花科植物菘蓝的叶。

【性味】寒，苦。

【药材性状】多皱缩卷曲，有的破碎。完整叶片展平后呈长椭圆形至长圆状倒披针形；上表面暗灰绿色，有的可见色较深稍突起的小点；先端钝，全缘或微波状，基部狭窄下延至叶柄呈翼状；叶柄长4～10厘米，淡棕黄色。质脆。气微，味微酸、苦、涩。

【药理作用】本品煎剂对金黄色葡萄球菌、甲型链球菌、肺炎双球菌、痢疾杆菌、百日咳杆菌均有抑制作用，并能抑制流感病毒、腮腺炎病毒等，还能增强白细胞的吞噬能力。

【用法用量】内服：煎汤，

15～25克（鲜者30～60克），或捣汁用。外用：捣敷或煎水洗。

【方剂选用】①预防流行性乙型脑炎、流行性脑脊髓膜炎：大青叶25克，黄豆50克，水煎服，每日1剂，连服7日。②治感冒发热、腮腺炎：大青叶50克，海金沙根50克，水煎服，每日2剂。③治麻疹色太红、微紫，或出太甚者：大青叶、玄参、生地黄、石膏、知母、木通、地骨皮、荆芥、甘草、淡竹叶各等分，水煎服。④治风疹、丹毒：先以磁锋砭去恶血，将大青叶捣烂，敷之即散。⑤治热甚黄疸：大青叶100克，茵陈、秦艽各50克，天花粉40克，水煎服。⑥治无黄疸型肝炎：大青叶100克，丹参50克，大枣10枚，水煎服。

【注意事项】本品苦寒败胃，脾胃虚寒者忌服。

板蓝根

【别名】靛青根、蓝靛根、靛根。

【来源】十字花科菘蓝属植物菘蓝的根。

【性味】寒，苦。

【药材性状】呈细长圆柱形，长10～20厘米，直径3～8厘米。表面浅灰黄色或淡棕黄色，粗糙，有纵皱纹及横斑痕，并有支根痕。根头部略膨大，顶端有一凹窝，周边有暗绿色的叶柄残基，较粗的根并有密集的疣状突起及轮状排列的灰棕色的叶柄痕。质略软，断面皮部黄白色至浅棕色，木质部黄色。气微弱，味微甘。

【药理作用】①抗菌、抗病毒作用：板蓝根对多种细菌有抑制作用，水浸液对枯草杆菌、金黄色葡萄球菌、八联球菌、大肠杆菌、伤寒杆菌、副伤寒甲杆菌、痢疾（志贺氏、弗氏）杆菌、肠炎杆菌等都有抑制作用。②抗钩端螺旋体作用：板蓝根或大青叶在试管内均有杀灭钩端螺旋体的作用。③解毒作用：用板蓝根、黄连粉与藜芦给家犬服用能解藜芦毒，降低死亡率；若藜芦中毒后再用之，则无效。

【用法用量】内服：煎汤，15～30克，大剂量可用60～120克；或入丸、散。外用：适量，煎汤熏洗。

【方剂选用】①治流行性感冒：板蓝根50克，羌活25克，煎汤，每日2次分服，连服2～3日。②治大头天行，初觉憎寒体重，次转头面肿盛、目不能开、上喘、咽喉不利、口渴舌燥：黄芩（酒炒）、黄连（酒炒）各25克，陈皮（去白）、甘草（生用）、玄参各10克，连翘、板蓝根、马勃、鼠粘子、薄荷各5克，僵蚕、升麻各3.5克，柴胡、桔梗各10克，研为末煎汤，时时服之；或蜜拌为丸，含化。③预防流行性腮腺炎：板蓝根、山慈菇各50克，连翘40克，甘草30克，青黛5克（冲服），上5味药先用水浸泡半小时，放入大砂锅内，放清水1升，煎成500毫升，分为10份，装入小瓶。4岁以上儿童每天服1次，每次15毫升；1～3岁每次服10毫升，每天1次，温服。④治肝炎：板蓝根50克，水煎服。

穿心莲

【别名】榄核莲、苦胆草、斩龙剑、日行千里、四方莲、金香草、金耳钩、印度草、苦草。

【来源】爵床科一年生草本植物穿心莲的干燥地上部分。

【性味】寒，苦。

【药材性状】茎呈方形，多分枝，长50～70厘米，节稍膨大；质脆，易折断。单叶对生，叶柄短或近无柄；叶片皱缩、易碎，完整者展开后呈披针形或卵状披针形，先端渐尖，基部楔形下延，全缘或波状；上表面绿色，下表面灰绿色，两面光滑。气微，味极苦。

【药理作用】本品煎剂对肺炎球菌、金黄色葡萄球菌、绿脓杆菌、痢疾杆菌等有不同程度的抑制作用，能提高白细胞吞噬能力，能终止小鼠早孕、中孕、晚孕等不同阶段的妊娠。穿心莲所含的各种内酯成分均有不同程度的抗炎作用，总黄酮对实验性心肌损伤有保护作用。此外，还有抗蛇毒、抗肿瘤、解热、镇静、利胆等作用。

【用法用量】内服：煎汤，9～15克，单味大剂量使用可用30～60克；研末，每次取0.6～3克，装入胶囊吞服或开水送服。外用：适量，捣烂或制成软胶囊涂患处，或水煎滴眼、耳。

【方剂选用】①治细菌性痢疾、阿米巴痢疾、肠炎：穿心莲鲜叶15片，水煎调蜜服。②治急性菌痢、胃肠炎：穿心莲15克，水煎服，每日1剂，分2次服。③治感冒发热、头痛及热泻：穿心莲叶研末，每次1.5克，日服3次，白开水送下。④治流行性感冒、肺炎：穿心莲干叶研末，每次服5克，日服3～4次。⑤治支气管炎：穿心莲叶15克，水煎服。⑥治大叶性肺炎：穿心莲30克，梅叶冬青50克，麦冬25克，白茅根50克，金银花25克，水煎，分2次服，每日1剂。

【注意事项】本品败胃，不宜多服久服。本品味极苦，用量不宜过大。

山豆根

【别名】土豆根、苦豆根、广豆根。

【来源】豆科小灌木越南槐的干燥根及根茎。

【性味】寒，苦。有毒。

【药材性状】根茎呈不规则的结节状，顶端常残茎基，其下着生根数条。根呈长圆柱形，常有分枝，长短不等；表面棕色至棕褐色，有不规则的纵皱纹及突起的横向皮孔。质坚硬，难折断，断面皮部浅棕色，木部淡黄色。微有豆腥气，味极苦。

【药理作用】本品浸剂有抗癌作用，水提取液能抑制迟发型超敏反应。所含总碱能增加心肌收缩力，显著增加冠脉流量；苦参碱、氧化苦参碱能提升家兔外周白细胞；苦参总碱对结核杆菌、霍乱弧菌、皮肤致病性真菌有抑制作用。此外，还有抗炎、保肝等作用。

【用法用量】内服：煎汤，15～25克；或磨汁用。外用：煎水含漱或捣敷。

【注意事项】过量易致呕吐、腹泻、胸闷等，须注意用量。

射　干

【别名】乌扇、扁竹、扁竹兰。

【来源】莺尾科多年生草本植物射干干燥根茎。

【性味】微寒，苦、辛。有小毒。

【药材性状】干燥根茎呈不规则的结节状，长3～10厘米，直径1～1.5厘米。表面灰褐色或有黑褐色斑，有斜向或扭曲的环状皱纹，排列甚密，上面有圆盘状茎痕，下面有残留的细根及根痕。质坚硬，断面黄色，颗粒状。气微，味苦、辛。

【药理作用】本品能抑制流感病毒、疱疹病毒，对致病菌性皮肤真菌有较强抑制作用。有解热、镇痛、抗炎及利尿等作用。

【用法用量】内服：常用剂量3～6克，水煎服。外用：鲜品适量捣烂外敷。

【方剂选用】①治咽喉病症：射干6克，桔梗6克，甘草3克，连翘3克，牛蒡3克，栀子3克，黄芩3克，玄参3克，山豆根3克，防风1.5克，薄荷1.5克，水煎服。②治乳蛾痄腮、咽喉疼痛、喉风痰塞等症：射干15克，山豆根9克，硼砂15克，枯白矾6克，冰片1.5克，雄黄3克，以上6味均研为细末，吹喉。③肺癌（湿痰阻滞型）：射干15克，半夏15克，薏苡仁30克，猪苓30克，通光散30克，水煎服。

【注意事项】脾胃虚弱者及孕妇慎服。

橄　榄

【别名】橄榄子、橄棪、忠果、青果等。

【来源】橄榄科常绿乔木橄榄的干燥成熟种子。

【性味】平，甘、涩、酸。

【药材性状】果实纺锤形，两端钝尖，长2.5～4厘米，直径1～1.5厘米。表面棕黄色或黑褐色，有不规则深皱纹。果肉厚，灰棕色或棕褐色。果核（内果皮）梭形，暗红棕色，表面具有纵棱3条，其间各有2条弧形弯曲的沟；质坚硬，破开后其内多分3室，各有种子1颗。外种皮黄色，常常贴于内果皮上，内种皮红棕色，膜质，胚乳极薄，子叶2片。气无，果肉味涩，外嚼微甜。

【药理作用】本品能兴奋唾液腺，有助消化作用，且富含维生素E和不饱和脂肪酸，能够促进胶原蛋白的生成，有利于皮肤细胞的修复和再生。

【用法用量】内服：煎汤，7.5～15克；或烧存性研末，或捣汁，或熬膏。外用：烧存性研末调敷。

【方剂选用】①治时行风火喉痛、喉间红肿：鲜橄榄、鲜莱菔各等分，水煎服。②治酒伤昏闷：橄榄肉10个，煎汤饮。③治心痛、胃脘痛：盐腌咸橄榄，去核，灌满清亮人中黄，用纸及泥包好，煮透，白开水调下。④治肠风下血：橄榄烧灰存性研末，每次服10克，米汤调下。⑤治河豚、鱼、鳖诸毒，诸鱼骨鲠：橄榄捣汁或煎浓汤饮。无橄榄也可以橄榄核研末或磨汁服。⑥治唇裂生疮：橄榄炒干，研末，和猪油涂之。⑦治牙齿风疳：橄榄烧存性，研末，入麝香少许，贴之。

【注意事项】脾胃虚寒及大便秘结者慎服。

马 勃

【别名】马屁勃、牛屎菇、沙包菌。

【来源】灰包科真菌脱皮马勃的干燥子实体。

【性味】平，辛。

【药材性状】陀螺形或已压扁成扁圆形，不孕基部发达。包被薄，两层，紫褐色，粗皱，有圆形凹陷，外翻，上部常裂成小块或已部分脱落。孢体紫色。

【药理作用】脱皮马勃有止血作用。煎剂对金黄色葡萄球菌、绿脓杆菌、肺炎双球菌有抑制作用，对少数致病真菌亦有抑制作用。

【用法用量】内服：3～9克，入煎剂，或入丸、散。外用：研末撒患处，或调敷，或作吹药。

【方剂选用】①治咽喉肿痛、咽物不得：蛇蜕1条（烧令烟尽），马勃0.5克，上药细研为散，每次以绵裹5克，含咽。②治急喉闭：马勃、焰硝各50克，均研为末，每次用5克左右，吹入喉内，吐涎血出，愈。③治久嗽：马勃适量，研为细末，加蜂蜜做成如梧桐子大小的丸，每次服20丸，白开水送下。④治声失不出：马勃、芒硝等分，研细末，和砂糖做成如芡子大小的丸，每次以1丸噙之。⑤治吐血：马勃适量，研为末，和砂糖做成如弹子大小的丸，每次服半丸，冷开水送下。⑥治臁疮不敛：以葱、盐水洗净伤口，拭干，以马勃研末敷之。⑦治痈疽：马勃研末，米醋调敷即消。加入连翘少许，煎服亦可。

金果榄

【别名】地苦胆、山慈菇、九牛胆、青鱼胆。

【来源】防己科青牛胆属植物青牛胆的块根。

【性味】寒，苦。

【药材性状】干燥块根呈不规则圆块状，或切成半圆球形，大小不一。表面灰棕色，略带黄绿色，皱缩，凹凸不平，块根两端有小根的残基。质坚实，不能折断。切面淡黄白色，有淡棕色细车轮纹，显粉性。气淡，味苦。

【药理作用】本品煎剂对金黄色葡萄球菌、抗酸性分枝杆菌、结核杆菌有较强的抑制作用。掌叶防己碱能使动物胸腺萎缩，有抗肾上腺素作用，能兴奋未孕家兔子宫。水或醇提取物能降低空腹血糖，增加葡萄糖耐量。

【用法用量】内服：煎汤，3～9克；研末，每次1～2克。外用：适量，捣敷；或研末吹喉。

【方剂选用】①治一切咽喉病症：金果榄10克，煎服。②治喉中疼烂：金果榄15克，冰片0.5克，研末吹之。③治肿毒初起：金果榄醋磨，敷患处。初起者消，已成者溃。④治痈疽疔毒恶疮：金果榄、苍耳草，捣烂，加好酒稀释，滤汁温服。⑤治乳腺炎、阑尾炎、疔疮、急性及慢性扁桃体炎、口腔炎、腮腺炎、急性细菌性痢疾等：金果榄每次15克，开水泡服。研末外敷。⑥治疗口腔溃疡：金果榄醋磨，点敷溃疡面。⑦治跌打损伤、瘰疬、鱼口便毒、蛇咬：金果榄磨汁，外搽。

余甘子

【别名】滇橄榄、庵摩勒、油甘子。

【来源】大戟科落叶灌木余甘子的干燥成熟果实。

【性味】凉，苦、酸、涩。

【药材性状】果实球形或扁球形，直径1.2～2厘米。表面棕褐色至墨绿色，有淡黄色的颗粒状突起，具皱纹及不明显的六棱，果梗长约1毫米，果肉厚1～4毫米，质硬而脆。内果皮黄白色，硬核样，表面略具六棱，背缝线的偏上部有数条维管束，干后裂成6瓣。种子6个，近三棱形，棕色。气微，味酸涩，回甜。

【药理作用】本品对金黄色葡萄球菌、伤寒杆菌、痢疾杆菌有抑制作用。醇提取物能提高坏死心肌的糖原水平，有一定的降血脂作用。

【用法用量】内服：煎汤，15～30克，或鲜品取汁。

【方剂选用】①治感冒发热、咳嗽、咽喉痛、口干舌燥，维生素C缺乏症：每次用余甘子鲜果10～30个，水煎服。②治白喉：余甘子500克，玄参、甘草各30克，冷开水泡至起霜花，取霜用绵纸铺开晒干，加马尾龙胆粉6克，冰片1.5克，炒白果粉1.5克，吹喉。

【注意事项】脾胃虚寒者慎服。

土牛膝

【别名】杜牛膝。

【来源】苋科牛膝属多年生草本土牛膝的干燥根和根茎。

【性味】寒，甘、微苦、微酸。

【药材性状】根茎呈圆柱状，长1～3厘米，直径5～10毫米，灰棕色，上端有茎基残留，周围着生多数粗细不一的根。根长圆柱形，略弯曲，长约15厘米以下，直径可达4毫米。表面淡灰棕色，有细密的纵皱纹。质稍柔软，干透后易折断，断面黄棕色，可见成圈状散列的维管束。气微，味微甜。

【用法用量】内服：煎汤，9～15克，鲜品30～60克。外用：适量，捣敷；或捣汁滴耳；或研末吹喉。

【方剂选用】①治男妇诸淋、小便不通：土牛膝连叶，以酒煎，连服数次，治血淋效果特别好。②治血滞经闭：鲜土牛膝100克，马鞭草鲜全草50克，水煎，酒调服。③治风湿性关节痛：鲜土牛膝50克（干品30克），猪脚1个，红酒和水各半，煎服。④治肝硬化水肿：鲜土牛膝50克（干品30克），水煎，饭前服，每日2次。⑤治痢疾：土牛膝25克，地桃花根25克，车前草15克，青荔15克，水煎，冲蜜糖服。

朱砂根

【别名】凤凰肠、老鼠尾、石青子、凉伞遮金珠、散血丹、浪伞根、金鸡爪、高脚罗伞、小罗伞、土丹皮。

【来源】紫金牛科紫金牛属常绿小灌木朱砂根的干燥根。

【性味】凉，苦、辛。

【药材性状】干燥根，多分枝，呈细圆柱状，略弯曲，长短不一，直径4～10毫米。表面暗紫色或暗棕色，有纵向皱纹及须根痕。质坚硬，断面木部与皮部易分离，皮部发达，约占断面50%，淡紫色，木部淡黄色。

【药理作用】本品煎剂对金黄色葡萄球菌、大肠杆菌、绿脓杆菌有轻度的抑制作用。含三萜皂苷有抗早孕作用。

【用法用量】内服：煎汤，15～30克；或研末为丸，或浸酒。外用：捣敷。

【方剂选用】①治咽喉肿痛：朱砂根20克，水煎服。朱砂根全草10克，射干5克，甘草5克，水煎服。②治风湿骨节痛：朱砂根25克，木通100克，虎骨15克，鸡骨香15克，大血藤20克，桑寄生15克，浸酒1000毫升，每次服25～50毫升，每日2次。③治上呼吸道感染、扁桃体炎、白喉、丹毒、淋巴结炎，能抗菌消炎退热：朱砂根20克，煎服；研末做成蜜丸，每次10～15克，每日2次。④治流火（丝虫病引起的淋巴管炎）：朱砂根干根5～10克，水煎，调酒服。⑤治肺病及劳伤吐血：朱砂根15～25克，同猪肺炖服，先吃汤，后去药吃肺，连吃三肺为1个疗程。⑥治跌打损伤、关节风痛：朱砂根15～25克，水煎或冲黄酒服。⑦治妇女白带、痛经：朱砂根15～25克，水煎或加白糖、黄酒冲服。⑧治毒蛇咬伤：朱砂根（鲜品）10克，水煎服；另用盐肤木叶子或树皮、乌桕叶适量，煎汤清洗伤口，用朱砂根皮捣烂，敷创口周围。

【注意事项】本品有毒，内服不宜过量和持续服用，孕妇禁服。

胖大海

【别名】大海、安南子、大洞果。

【来源】梧桐科落叶乔木胖大海的干燥成熟种子。

【性味】寒，甘。

【药材性状】干燥种子呈椭圆形，状似橄榄，先端钝圆，基部略尖。表面棕色至暗棕色，微有光泽，具细密的不规则皱纹，基部具浅色的圆形种脐。外种皮质轻而疏松，易剥落，遇水膨大成海绵状块。内种皮红棕色至棕黑色，先端有一黄白色的圆斑。剥去内种皮后，胚乳肥厚，成2片，暗棕色或灰棕色。子叶2片，紧贴于胚乳，菲薄而大。气微，味淡，久嚼有黏性。

【药理作用】本品种子浸出液有缓和泻下作用，有利尿、降压作用。

【用法用量】内服，煎汤或开水泡，2～4枚，大剂量可用10枚。入散剂，用量减半。

【方剂选用】①治干咳失音、咽喉燥痛、牙龈肿痛：胖大海5枚，甘草5克，炖茶饮服，老幼者可加入冰糖少许。②治大便出血：胖大海数枚，开水泡发，去核，加冰糖调服。

木蝴蝶

【别名】破布子、千层纸、千张纸、玉蝴蝶、白故子。

【来源】紫葳科小乔木木蝴蝶的干燥成熟种子。

【性味】微凉，微苦、甘。

【用法用量】内服：煎汤，6～9克；研末，1.5～3克。外用：适量，敷贴；或研末撒患处。

【药材性状】蝶形薄片，除基部外三面延长呈宽大菲薄的翅。长5～8厘米，宽3.5～4.5厘米。表面浅黄白色，翅半透明，有绢丝样光泽，上有放射状纹理，边缘多破裂。体轻，剥去种皮，可见一层薄膜状的胚乳紧裹于子叶之外。子叶2片，蝶形，黄绿色或黄色，长径1～1.5厘米。无臭，味微苦。

杠板归

【别名】河白草、蛇倒退、梨头刺、蛇不过。

【来源】蓼科蓼属植物贯叶蓼的全草。

【性味】微寒，酸、苦。

【药材性状】干燥的全草，茎表面紫红色或紫棕色，光滑，有细直纵纹及众多倒生的刺，节处具托鞘碎落的环痕。折断面近方形，纤维性，黄白色，中有白色疏松的髓或小孔隙。叶片多已脱落，残留的叶呈焦黄绿色，多破碎皱缩，质脆易落。气微弱，味微酸。

【药理作用】抑菌实验证明，水煎剂体外实验对金黄色葡萄球菌、乙型溶血性链球菌、痢疾杆菌、大肠杆菌、枯草杆菌与绿脓杆菌均有抑制作用。

【用法用量】内服：煎汤，9～15克；鲜品15～30克。外用：适量，鲜品捣烂敷或干品煎水洗患处。

【方剂选用】①治疗百日咳：取杠板归50克，微炒，加甜酒及冰糖炖开后当茶饮，有一定疗效。②治肾炎水肿：杠板归15克，车前草12克，平地木、木青地白各9克，路路通（碎）5枚，水煎服。③治黄水湿疮：杠板归（末）30克，冰片1.5克，研末，用麻油调搽。

绿　豆

【别名】青小豆。

【来源】豆科一年生草本绿豆的干燥成熟种子。

【性味】凉，甘。

【药材性状】种子短距圆形，长2.5～4毫米。表面绿黄色或暗绿色，有光泽。种脐位于一侧上端，长约为种子1/3，呈白色纵向线形；种皮薄而韧，剥离后露出淡黄绿色或黄白色的种仁，子叶2枚，肥厚。质坚硬。

【药理作用】本品提取液有降低试验动物的血清胆固醇、抑制动脉粥样硬化作用。

【用法用量】内服：煎汤，25～50克；或研末，或生研绞汁。外用：研末调敷。

【方剂选用】①解暑：绿豆淘净，下锅加水，大火煮开，取汤，待凉色碧时食之。如多滚则色浊，不堪食矣。②治消渴（小便如常）：绿豆1000克，淘净，加适量水，煮烂研细，澄滤取汁，早晚饭前各服1小碗。③治十种水气：绿豆30克，大附子1枚（去皮、脐，切作2片），加3碗水，煮熟，晚上睡觉前空腹吃绿豆；第2日将附子2片分作4片，再加绿豆30克，煮熟，吃绿豆；第3日重新加绿豆30克和附子如前煮食，第4日依照第2日的方剂煮食，水从小便下，肿自消，未消则再服。④治小便不通、淋沥：绿豆500克，冬麻子45克（捣碎，以水2升淘，绞取汁），陈皮15克（研末），以冬麻子汁煮陈皮及绿豆，热食之。⑤治小儿遍身火丹并赤游肿：绿豆、大黄各等分，研为末，用薄荷蜂蜜水调涂。⑥治痈疽：赤小豆、绿豆、黑豆、川姜黄各等分，均研为细末，未发起者以姜汁和井华水调敷；已发起者以蜜水调敷。⑦治金石丹火药毒，并酒毒、烟毒、煤毒为病：绿豆1000克，生捣成末，以豆腐浆2碗调服。无豆腐浆者可用糯米水炖温服。⑧解乌头毒：绿豆200克，生甘草100克，煎服。

【注意事项】脾胃虚寒、滑肠泄泻者慎用。

马鞭草

【别名】铁马鞭、紫顶龙芽草、野荆芥。

【来源】马鞭草科马鞭草属植物马鞭草的全草。

【性味】微寒，苦、辛。

【药材性状】茎呈方柱形，多分枝，四面有纵沟，长0.5～1厘米；表面绿褐色，粗糙；质硬而脆，断面有髓或中空。叶对生，多皱缩破碎，绿褐色，具毛，完整者展平后叶片有3个深裂，边缘有锯齿。穗状花序细长，小花排列紧密。无臭，味苦。

【药理作用】①抗炎止痛作用：水及醇提取物对滴入家兔结膜囊内芥子油引起的炎症均有抗炎作用，后者的抗炎作用比前者好。后者中的水溶部分又较水不溶部分为佳。水提取物对电刺激家兔齿髓引起的疼痛有镇痛作用，给药后1小时开始减轻，3小时消失；醇提取物的镇痛作用在6小时后尚未完全消失，水溶部分作用更大，而水不溶部分则无镇痛作用。②镇咳作用：马鞭草水煎液有一定镇咳作用，其镇咳的有效成分为β－谷甾醇和马鞭草苷。

【用法用量】内服：煎汤，25～50克；鲜品捣汁，50～100克；研末入丸、散。外用：捣敷或煎水洗。

【方剂选用】①治伤风感冒、流感：鲜马鞭草75克，羌活25克，青蒿50克，上药煎汤2小碗，1日2次分服，连服2～3天。咽喉痛加鲜桔梗25克。②治鼓胀烦渴、身干黑瘦：马鞭草细剉，曝干，勿见火，以酒或水同煮，至味出，去渣，温服。③治痢疾：马鞭草100克，土牛膝25克，将两药洗净，水煎服。每日1剂，一般服2～5剂。④破腹中恶血、杀虫：马鞭草，生捣，水煮去渣，煎成膏，空腹时用酒调服。⑤治妇人月水滞涩不通、腹肋胀大欲死：马鞭草根苗2500克，细剉，以水5升煎至1升，去渣，每餐饭前以温酒调下半匙。⑥治妇人疝痛：马鞭草50克，酒煎滚服，以汤浴身，取汗甚妙。

【注意事项】孕妇慎服。

玉簪花

【别名】内消花、白鹤花、白鹤仙、白萼。

【来源】百合科玉簪属植物玉簪的花。

【性味】凉，苦、甘。有小毒。

【药材性状】花多皱缩成条状，稍破碎。完整直径8～12.5厘米，花被漏斗状，褐色或黄白色，筒部细长，长4～8厘米，喉部扩大，花被裂片6个，椭圆形，先端渐尖，长3.5～4厘米，宽约1.2厘米；花丝与花被等长，下部与花被筒贴生，有的残存丁字形花药；花柱细长，超出雄蕊，子房上位，长1～1.5厘米。质轻软，气微，味微苦。

【药理作用】抗肿瘤作用：玉簪醇浸膏口服或腹腔注射，对小鼠白血病细胞增殖有抑制作用。

【用法用量】内服：煎汤，3～6克。外用：捣敷。

【方剂选用】①治牙痛、咽喉痛：玉簪花煎水含漱；或玉簪花5克，板蓝根25克，玄参25克，水煎服。②治乳痈、疮毒、蛇咬：鲜玉簪地上部分洗净，捣烂外敷。③治耳内流脓：玉簪花地上部分适量，洗净，捣汁滴耳。④治瘰疬：玉簪花根捣烂成泥，贴敷患处，每日2次。⑤治烧伤：玉簪花500克，香油2升，用香油浸泡玉簪花2个月。用时先清创，吸出水泡内含物，后用消毒棉球蘸药外涂，每1～2日1次。热天暴露患处，冷天用浸药的纱布包敷。⑥治小便不通：玉簪花3克，萹蓄12克，车前草12克，灯心草3克，水煎服。⑦治疮痈肿痛：玉簪鲜根、蒲公英鲜全草各等量，共捣烂，敷患处。或用鲜玉簪地上部分适量，洗净，捣烂，敷于患处。⑧治诸骨鲠喉：玉簪叶适量，加少许食盐捣烂捻成丸，含口中；或玉簪叶15克，水煎服。

【注意事项】牙齿不好者，慎食。

醉鱼草

【别名】鱼尾草、闹鱼花、痒见消、四方麻。

【来源】醉鱼草科醉鱼草属植物醉鱼草的干燥全草。

【性味】温，辛、苦。有毒。

【药材性状】干燥茎枝呈黄褐色或灰褐色，小枝近四棱形。质坚，难折断；断面呈纤维状，髓部明显，中空。花冠干燥时呈黄褐色，花冠筒明显弯曲，先端4裂。蒴果长圆形。气微，味淡苦。

【药理作用】醉鱼草对某些昆虫有杀灭作用，煎剂体外可抑制金黄色葡萄球菌。

【用法用量】内服：煎汤，15～25克（鲜品25～50克），或捣汁用。外用：捣汁搽或研末搽。

【方剂选用】①治流行性感冒：醉鱼草50克，水煎服。②治钩虫病：醉鱼草25克（儿童酌减），水煮2小时，取汁100毫升，加白糖，于晚饭后与次晨饭前分服。服药量可由25克逐次增至250克。个别服药者有恶心、腹痛、腹泻、头昏乏力等症状。③治疟疾：醉鱼草、白英各50克，水煎，于疟疾发作前3～4小时内服，连服2天。④治跌打损伤：鲜醉鱼草全草40克（干品25克），酌加红酒、开水炖1小时，内服。⑤治外伤出血：醉鱼草叶晒干，研末，撒在伤口，并轻轻压一下，有止血作用。⑥治因误食石斑鱼子中毒而吐不止：醉鱼草研汁，服少许。⑦治痄腮：醉鱼草25克，枫球7枚，荠菜15克，煮鸡蛋食。⑧治瘰疬：醉鱼草全草50克，水煎服。⑨治风寒牙痛：鲜醉鱼草叶，和食盐少许，捣烂取汁，漱口。

【注意事项】口服不宜过量，否则可产生头晕、呕吐、呼吸困难、四肢麻木和震颤等不良反应。

【特别附注】醉鱼草花、醉鱼草根亦供药用，醉鱼草花有祛痰、截疟、解毒的作用，主治痰饮喘促、疟疾、疳积、烫伤，孕妇禁用；醉鱼草根有活血化瘀、消积解毒的作用，主治经闭、血崩、瘕、小儿疳积、痄腮、哮喘、肺脓疡，孕妇禁用。

鱼眼草

【别名】星莠草、星宿草、三仙菜、地胡椒、鼓丁草。

【来源】鱼眼草属菊科植物小鱼眼草的全草。

【性味】寒，苦。

【药理作用】鱼眼草味苦性寒，中医学认为味道比较苦的中药具有清热的作用，并且含有天然抗炎成分，可以抑制体内的毒性物质；根、茎、叶等部位所含有的化合物可以刺激胃、肠等消化器官的分泌功能。

【用法用量】内服：煎汤，6～12克。外用：捣敷，或煎水洗。

【方剂选用】①治小儿感冒高热：鱼眼草15克，水煎服。②治小儿绿便：鱼眼草6克，甘草3克，陈皮3克，水煎服。③治小儿白口疮：鱼眼草适量，冰片适量，共研细撒患处。④治婴儿胎毒：鱼眼草1.5克，水煎，兑入人乳服，并用山楂（鲜、干均可）捣烂外包患处。⑤治子宫脱垂、脱肛：鱼眼草捣烂加淘米水、猪油，用芭蕉叶包裹后置于炭火上，烘熏患部，10分钟后，待药稍冷再包敷于患处。

番　杏

【别名】白番杏、白红菜、白番苋、滨莴苣。

【来源】番杏科番杏属植物番杏的全草。

【性味】平，甘、微辛。

【药理作用】①抗溃疡作用：本品水提取物1412毫克/千克和2824毫克/千克灌胃，623毫克/千克皮下注射或125毫克/千克、312毫克/千克、623毫克/千克腹腔注射，对小鼠应激性溃疡均有显著抑制作用。抗溃疡有效成分为化合物A和B1，给小鼠300毫克/千克腹腔注射，对应激性溃疡的抑制率为75%。化合物B1为几个异构体的混合物，给小鼠100毫克/千克腹腔注射，对应激性溃疡的抑制率为76%。②抗炎作用：番杏地上部分所含粗多糖对小鼠角叉菜胶性足趾肿胀有抑制作用，有效部分为TⅡ，其中TⅡa、TⅡb和TⅡc25毫克/千克灌胃对小鼠角叉菜胶性足趾肿胀的抑制率分别为30.9%、36.6%和34.7%。粗多糖50毫克/千克灌胃，每日1次，连用12日，对大鼠佐剂性关节炎水肿的抑制率在第22日时为28.6%。

【用法用量】内服：煎汤，30～45克。外用：适量，捣敷。夏、秋间开花时采收，洗净，晒干或鲜用。

铁线草

【别名】绊根草、蟋蟀草、动地虎、巴根草、草皮子。

【来源】禾本科狗牙根属植物狗牙根的全草及根状茎。

【性味】平，苦、微甘。

【药材性状】本品根茎细长呈竹鞭状。匍匐茎部分，长可达1米，直立茎部分长10～30厘米。叶线形，长1～6厘米，宽1～3厘米；叶鞘具脊，鞘口通常具柔毛。气微，味微苦。

【药理作用】全草提取液在体外试验（即用人新鲜的枸橼酸化的血液与葡萄球菌悬浮液共孵，计算吞噬细胞中的细菌数）有较高的吞噬指数，但其嫩枝的提取物未显示有抗菌作用。此植物可产生氰酸，牲畜食之，有时可发生中毒。

【用法用量】内服：煎汤，25～50克。外用：捣敷。

【注意事项】孕妇慎用。

龙　葵

【别名】苦菜、苦葵、天茄子、天天茄、救儿草。

【来源】茄科茄属植物龙葵的

全草。

【性味】寒，苦。

【药材性状】茎圆柱形，多分枝，长30～70厘米，直径2～10毫米，表面黄绿色，具纵皱纹。质硬而脆，断面黄白色，中空。叶皱缩或破碎，完整者呈卵形或椭圆形，先端锐尖或钝，全缘或有不规则波状锯齿，暗绿色，两面光滑或疏被短柔毛；叶柄长0.3～3.2毫米。花、果少见，聚伞花序蝎尾状，腋外生，花4～6朵，花萼棕褐色，花冠棕黄色。浆果球形，黑色或绿色，皱缩。种子多数，棕色。气微，味淡。

【药理作用】有抗炎作用，对动物的过敏性、烧伤性、组胺性休克有保护作用，并能促进抗体的形成；可抑制外周葡萄糖的作用，因此具有升高血糖的作用。此外还有镇咳、祛痰、兴奋平滑肌及中枢神经等作用。

【用法用量】内服：煎汤，25～50克。外用：捣敷或煎水洗。

八角莲

【别名】金魁莲、八角盘、八角连、独脚莲、独叶一枝花。

【来源】小檗科八角莲属八角莲的根茎。

【性味】温，苦、辛。有毒。

【药材性状】八角莲根茎横生，数个至十数个连成结节状，每一结节圆盘形，直径0.6～4厘米，厚0.5～1.5厘米。表面黄棕色，上方具大型圆凹状茎痕，周围环节明显，同心圆状排列，色较浅，下方有环节及不规则皱纹或裂纹；可见圆点状须状根痕或须根，直径约1毫米，浅棕黄色。质极硬，不易折断，折断面略平坦，颗粒状，角质样，浅黄红色，横切面平坦，可见维管束小点环列。气微，味苦。

【药理作用】八角莲水溶液中所含山柰酚、鬼臼毒素对柯萨奇B组病毒、单纯疱疹病毒Ⅰ型均有显著抑制作用。

【用法用量】内服：煎汤，3～12克；或磨汁，或入丸、散。外用：磨汁或浸醋、酒涂搽；或捣烂敷，或研末调敷。

【注意事项】孕妇禁服，阳盛热极或体质虚弱者慎服。

八角金盘

【别名】八角盘、八手、手树、

金刚纂。

【来源】五加科八角金盘属植物八角金盘的叶或根皮。

【性味】温，苦、辛。有小毒。

【药材性状】根茎呈结节状，长6～10厘米，直径0.7～1.5厘米，鲜时浅黄色，干后呈棕黑色；表面平坦或微凹，上有几个小的凹点，下面具环纹。须根多数，长达20厘米，直径约1毫米，有毛，鲜时浅黄色，干后棕黄色。质硬而脆，易折断。根茎断面黄绿色，角质；根的断面黄色，中央有圆点状中柱。气微，味苦。

【药理作用】有抗有丝分裂作用，还有抗菌及溶血等多种药理作用。其衍生物可制成片剂及注射液与多种抗肿瘤化疗药物组成各种化疗方案，治疗鼻咽癌、肺癌、食管癌、直肠癌等，均有较好疗效。

【用法用量】内服：煎汤，1～3克。外用：捣敷或煎汤熏洗。

【方剂选用】①治气管炎咳嗽、咳痰不爽：鲜八角金盘3克（干品2克），甘草2克，加水150毫升煎取80毫升，每日3次，饭后温服。②治跌打损伤：鲜八角金盘、鲜鸡矢藤各适量，捣烂敷患处。

蛇　莓

【别名】蛇泡草、蚕莓、龙吐珠、三爪龙。

【来源】蔷薇科蛇莓属植物蛇莓的全草。

【性味】寒，甘、苦。有毒。

【药材性状】全草多缠绕成团，被白色茸毛，具匍匐茎，叶互生。三出复叶，基生叶的叶柄长6～10厘米，小叶多皱缩，完整者倒卵形，长1.5～4厘米，宽1～3厘米，基部偏斜，边缘有钝齿，表面黄绿色，上面近无毛，下面被疏毛。花单生于叶腋，具长柄。聚合果棕红色，瘦果小，花萼宿存。气微，味微涩。

【药理作用】①抗癌作用：蛇莓水提浸膏灌胃，对小鼠肉瘤S_{180}、肝细胞瘤H_{22}和未分化肉瘤S_{37}有抑瘤作用，体外可杀伤人体肝癌BEL-7721、胃癌SGC-7901、食管癌ECA-109细胞。其多糖部分对移植S_{180}肉瘤小鼠有抗肿瘤活性作用。蛇莓石油醚和乙醚提取物在BrineShrimp生物活性试验中也显示出抗癌活性。②抗菌作用：蛇莓中的皂苷能抑制金黄色葡萄球菌、痢疾杆菌的生长。

【用法用量】内服：煎汤，9～15克（鲜者30～60克）；或捣汁。外用：适量捣敷或研末撒。

【方剂选用】①治咽喉肿痛：蛇莓、土牛膝、寒水石各15克，煎服。②治蛇头疔、乳痈、背疮：鲜蛇莓，捣烂，加蜜敷患处。初起未化脓者，加蒲公英30克，共杵烂，绞汁1杯，调黄酒60克炖服，渣敷患处。③治子宫内膜炎：鲜蛇莓、火炭母各60克，水煎服。④治蛇窜丹：蛇莓适量，雄黄1.5克，大蒜1个，共捣烂，布包外擦。

博落回

【别名】号筒草、勃勒回、号筒杆、号筒青、滚地龙、山号筒、山麻骨、空洞草、角罗吹、号角斗竹、亚麻筒、三钱三、山火筒、山梧桐。

【来源】罂粟科博落回属植物博落回的根或全草。

【性味】寒，苦、辛。大毒。

【药理作用】①抗微生物、杀蛆蝇作用：白屈菜红碱、血根碱及博落回碱对金黄色葡萄球菌、枯草杆菌、八叠球菌、大肠杆菌、变形杆菌、铜绿假单胞菌以及某些真菌有抑制作用。博落回有杀阴道滴虫作用。博落回总生物碱对绒尾蛆蝇有杀灭作用。血根碱、白屈菜红碱及博落回碱还有杀线虫作用。②保肝作用：博落回根细粉灌胃对四氯化碳、半乳糖胺所致急性肝损伤大鼠有改善肝功能作用；对四氯化碳所致慢性肝损伤大鼠可降低血清乳酸脱氢酶水平，降低死亡率；提高人血白蛋白与球蛋白的比值，抑制肝脏纤维化。

【用法用量】外用：捣敷，或煎水熏洗，或研末调敷。

【方剂选用】①治指疔：号筒树（博落回连梗带叶）1把，水煎熏洗约15分钟，再将煎过的叶子贴患指，每日2～3次。早期发炎者，如此反复熏洗，外贴3～6次愈。②治臁疮：博落回全草烧存性，研成极细的末，撒于疮口内；用麻油调搽；用生猪油捣和成膏敷贴。③治中耳炎：博落回叶研末6克，高粱酒30克，将高粱酒炖热冲入药末，装瓶，密闭3天，用灯心草蘸取上面澄清液滴耳内，早晚各1次。④治水、火烫伤：博落回根研末，以棉花籽油调搽。⑤治蜈蚣、黄蜂咬伤：取新鲜博落回茎，折断，有黄色汁液流出，以汁搽患处。

臭牡丹

【别名】大红袍、臭八宝、矮童子、大红花。

【来源】马鞭草科大青属植物臭牡丹的茎、叶。

【性味】辛，温。有小毒。

【药材性状】小枝呈长圆柱形，长1～1.5米，直径3～12毫米，表面灰棕色至灰褐色，皮孔点状或稍呈纵向延长，节处叶痕呈凹点状；质硬，不易折断，切断面皮部棕色，菲薄，木部灰黄色，髓部白色。气微，味淡。叶多皱缩破碎，完整者展平后呈宽卵形，长7～20厘米，宽6～15厘米，先端渐尖，基部截形或心形，边缘有细锯齿，上面棕褐色至棕黑色，疏被短柔毛，下面色稍淡，无毛或仅脉上有毛，基部脉腋处可见黑色瘢痕状的腺体；叶柄黑褐色，长3～6厘米。

【药理作用】①对免疫功能的影响：臭牡丹注射液尾静脉注射0.1毫升（含黄酮4.6毫克），能显著提高小鼠中性白细胞吞噬指数及吞噬百分率，提示本品能增强血清中调理素的活性。臭牡丹对大鼠免疫功能也有不同程度的促进作用，尤其在促进巨噬细胞吞噬功能方面作用更加显著。②对子宫圆韧带的影响：分别以臭牡丹水煎醇提取物15克/千克、总生物碱45克/千克及乳酸镁27毫克/千克静脉注射，可引起家兔子宫圆韧带肌电发放，呈阵发性增强。给药后10～15分钟开始出现，持续30分钟。此作用可被预先静脉注射酚妥拉明所阻断，普萘洛尔则无影响，表明臭牡丹增强子宫圆韧带肌电的发放似与兴奋子宫α－肾上腺素受体有关。臭牡丹治疗子宫脱垂可能是由于增强子宫圆韧带张力所致。③其他作用：臭牡丹注射液体外试验表明，对金黄色葡萄球菌、酵母菌有较强的抑制作用。

【用法用量】内服：煎汤，10～15克，鲜品30～60克；或捣汁用；或入丸剂。外用：煎水熏洗，或捣敷，或研末调敷。

【方剂选用】①治疗疟：苍耳子、臭牡丹各一大握，捣烂，以新打的井水调服，泻下黑水愈。②治痈肿发背：臭牡丹叶晒干，研细末，蜂蜜调敷。未成脓者能内消，若溃后局部红热不退，疮口作痛者，用蜂蜜或麻油调敷，至红退痛止为度。③治肺脓疡、多发性疖肿：臭牡丹全草90克，鱼腥草

30克，水煎服。

【注意事项】孕妇慎用。

喜　树

【别名】旱莲、水栗子、水桐树、野芭蕉、水漠子、旱莲木。

【来源】蓝果树科旱莲木属喜树的果实、根、根皮。

【性味】寒，苦、涩。有毒。

【药材性状】果实披针形，长2～2.5厘米，宽5～7毫米，先端尖，有柱头残基；基部变狭，可见着生在花盘上的椭圆形凹点痕，两边有翅。表面棕色至棕黑色，微有光泽，有纵皱纹，有时可见数条角棱和黑色斑点。质韧，不易折断，断面纤维性，内有种子1粒，干缩成细条状。味苦。

【药理作用】有抗癌作用，可使白细胞总数下降、脾重减轻、腹水减少、腹水中活瘤细胞数降低。大量喜树碱能降低肝中核糖核酸的磷含量，因而抑制核糖代谢；静脉注射可出现轻度静脉炎，喜树果注射液的不良反应比喜树碱少。

【用法用量】内服：煎汤，根皮15～25克，果实5～15克，或制成针剂、片剂用。

【方剂选用】治胃癌、直肠癌、肝癌、膀胱癌：喜树根皮研末，每日3次，每次3克。若用喜树果，则研末，每日1次，每次6克。

仙人掌

【别名】风尾竻、龙舌、平虑草、老鸦舌、神仙掌、霸王、观音掌。

【来源】仙人掌科仙人掌属植物仙人掌的全株。

【性味】寒，苦。

【药材性状】茎下部稍木质，近圆柱形，上部肉质，扁平，绿色，具节；叶肉质细小，披针形，先端尖细。

【药理作用】①抑菌作用：仙人掌提取液对金黄色葡萄球菌、大肠杆菌、伤寒沙门杆菌、变形杆菌、黄曲霉等常见食品污染菌具有很强的抑制与杀灭作用。用植物全草提取物进行细菌培养试验，以95%乙醇提取物效率最高，对金黄色葡萄球菌抑制效果最显著。②抗衰老作用：仙人掌提取物不但能提高老年小鼠的抗应激能力，在进行耐常压缺氧实验、游泳实验、耐寒实验和耐高温实验时，仙人掌水提液能显著延长老龄小鼠游泳时间和耐高温时间，提高老龄小鼠在常压缺氧条件下的生存时间，降低小鼠在低温环境下的死亡率。

【用法用量】内服：煎汤，10~30克；焙干研末，3~6克；或捣汁用。外用：鲜品捣敷。

【方剂选用】①治头痛：仙人掌1块，去刺，剖成2片，剖面撒食盐，合拢，用湿草纸包好，细铁线绑扎固定，火煨八成熟。将撒有食盐的剖面贴额颞部，胶布固定，每次贴4小时，可连续使用。②治肺热咳嗽：鲜仙人掌60克，捣烂绞汁，加蜂蜜1食匙，早晚各1次，开水冲服。③治痔疮出血：仙人掌30克，牛肉250克，炖熟，连汤带肉1次服。④治颈淋巴结核：仙人掌茎剖成2片，剖面撒上煅牡蛎粉，合紧烤热后，取含牡蛎粉剖面敷患处，胶布固定。⑤治毒蛇咬伤：鲜仙人掌60克，捣烂绞汁，加甜米酒15克调服；另用药渣加雄黄粉适量，捣匀敷伤口周围。

木鳖子

【别名】木蟹、土木鳖、壳木鳖、漏苓子、地桐子、藤桐子。

【来源】葫芦科苦瓜属植物木鳖子的成熟种子。

【性味】温，苦、微甘。有毒。

【药材性状】种子呈扁平圆板状，中间稍隆起或微凹下，直径2~4厘米，厚约5毫米。表面灰棕色至棕褐色，有凹陷的网状花纹，在边缘较大的一个齿状突起上有浅黄色种脐。外种皮质硬而脆，内种皮甚薄，灰绿色，绒毛样。子叶2片，黄白色，富油性。有特殊的油腻气，味苦。

【药理作用】有降压作用，但毒性较大；木鳖子皂苷静脉注射可致大鼠短暂的呼吸兴奋和血压下降，注射于狗动脉能增加其后肢末梢血管的血流量，能抑制离体蛙心的心率，能增加乙酰胆碱对豚鼠回肠的兴奋性。此外还有抗炎、溶血等作用。

【用法用量】内服：煎汤，0.6~1.2克；多入丸、散。外用：研末调醋敷、磨汁涂或煎水熏洗。

【方剂选用】①治两耳卒肿、热痛：木鳖子仁50克，研如膏，赤小豆末25克，川大黄末25克，将所有药同研均匀，以水、生油旋调涂之。②治小儿丹瘤：木鳖子（鲜品，去壳）适量，研如泥，以淡醋调敷之，1日3～5次。③治肠风泻血：木鳖子不拘多少，桑柴烧过，微存性，用瓷器收之，候冷碾为末，每次服5克，用煨葱白酒调下，空腹服。④治痞癖：木鳖子适量（去壳），独头蒜、雄黄各2.5克，杵为膏，入醋少许，以蜡纸贴患处。⑤治风火牙痛：木鳖子去壳，磨细，调匀涂患处。

【注意事项】孕妇及体虚者忌服。

绣　球

【别名】粉团花、紫阳花、草绣球。

【来源】虎耳草科绣球属植物绣球的根、叶或花。

【性味】寒，苦、微辛。有小毒。

【药材性状】叶多皱缩破碎，完整叶片呈椭圆形至宽卵形，长7～16厘米，宽4～10厘米，先端渐尖，基部楔形，边缘除基部外有粗锯齿，两面浅黄色至黑灰色，有时下面脉上有粗毛。叶柄长1～3厘米。革质，稍厚，易碎。气微，味苦、微辛，有小毒。伞房花序球形，多枯萎破碎。完整者直径为10～20厘米，浅黄色至棕褐色。萼片4枚，宽卵形或圆形，长1～2厘米，花序轴及花轴均有褐色短柔毛，质轻，柔软。气淡，味苦、微辛，有小毒。

【药理作用】①抗疟疾作用：鸡疟和鼠疟实验均证明，绣球叶的水煎浸膏和醇提取物均有明显的抗疟作用。②兴奋子宫作用：本品醇提取物静注0.2毫升/千克，连续2次，可引起实验动物（鼠）短暂的子宫痉挛性收缩。③其他作用：绣球叶的甲醇提取物对小鼠被动皮肤变态反应有抑制作用。

【用法用量】内服：煎汤，9～12克。外用：水煎洗或磨汁涂。

【方剂选用】①治疟疾：绣球花叶10克，黄常山6克，用水400毫升煎至200毫升，疟疾发作前服。②治胸闷、心悸：绣球根、野菊花、漆树根各15克，水煎服。③治喉烂：绣球根适量，用醋磨汁，以鸡毛蘸涂患处，涎出愈。

【注意事项】忌食酸、辣、芥菜、萝卜。

杉　木

【别名】杉材、杉材木。

【来源】杉科杉木属植物杉木的心材及树枝。

【性味】微温，辛。

【药材性状】杉皮呈板片状或扭曲的卷状，大小不一，外表面灰褐色或淡褐色，具粗糙的裂纹，内表面棕红色，稍光滑。干皮较厚，枝皮较薄。气微，味涩。

【药理作用】杉叶的热甲醇提取物有抗炎作用，对角叉菜胶性足趾肿胀及组胺兴奋豚鼠离体小肠的作用均有抵抗性。

【用法用量】内服：煎汤，15～30克。外用：煎水熏洗，或烧存性研末调敷。

【方剂选用】①治健康人无故腹胀、卒然成臌：用真杉木片200克和真紫苏叶150克，煎汤饮之。②治肺壅痰滞、上焦不利、卒然咳嗽：杉木屑50克，皂角（去皮酥炙）150克，共研为末，加蜂蜜做成如梧桐子大小的丸，每次用米汤服下10丸，1日服4次。③治遍身风湿毒疮（症见或痒或痛，或干或湿）：真杉木片60克，牛膝、木瓜、槟榔各30克，煮汤淋洗，洗3～4次则愈。④治漆疮：浓煮杉木汁洗之，洗几次即除，小儿漆疮用此方治尤佳。⑤治臁疮并风疮：用杉木烧灰存性，研为末；五倍子瓦上焙干，研为末；两药和匀。先以茶洗疮，后用荆津水洗，以无浆帛拭干，贴药。⑥治烫伤：杉木烧炭存性，研粉，调植物油外敷患处。

【注意事项】不可久服和过量。虚人禁服。

清热燥湿药

清热燥湿药性味多苦寒，苦能燥湿，寒能清热，用于湿热内蕴或湿邪化热的证候。

黄 芩

【别名】黄文、虹胜、经芩、印头、内虚、空肠、元芩、土金茶根。

【来源】唇形科黄芩属植物黄芩的干燥根。

【性味】寒，苦。

【药材性状】呈圆锥形，扭曲，长8～25厘米，直径1～3厘米。表面棕黄色或深黄色，有稀疏的疣状细根痕，上部较粗糙，有扭曲的纵皱纹或不规则的网纹，下部有顺纹和细皱。质硬而脆，易折断，断面黄色，中间红棕色；老根中间呈暗棕色或棕黑色，枯朽状或已成空洞。气微，味苦。

【药理作用】对痢疾杆菌、白喉杆菌、绿脓杆菌、葡萄球菌、链球菌、肺炎双球菌以及脑膜炎球菌等均有抑制作用；煎剂作喉头喷雾，对脑膜炎带菌者亦有效；即使对青霉素等抗生素已产生抗药性的金黄色葡萄球菌，对黄芩仍很敏感。此外还有抗炎、抗变态反应、解热、抗血小板聚集及抗凝、降血脂、保肝、利胆、抗氧化、抗癌和利尿等作用。

【用法用量】内服：煎汤，5～15克；或入丸、散。外用：煎水洗或研末撒。

【方剂选用】①泻肺火、降膈上热痰：黄芩片炒干，研为末，调成糊，蒸饼，做成如梧桐子大小的丸，每次服50丸。②治少阳头痛及太阳头痛，不拘偏正：黄芩片，酒浸透，晒干研为末，每次服5克，以茶或酒调下。③治太阳与少阳合病、自下利者：黄芩15克，芍药10克，甘草10克（炙），大枣12枚（擘），以上4味加适量水，煮后去渣，分2次服用。白天温服1次，夜里再服1次。

【注意事项】脾肺虚热者忌用。恶葱。

黄　连

【别名】川连、味连、鸡爪连。

【来源】毛茛科植物黄连的根茎。

【性味】寒，苦。

【药材性状】根茎多簇状分枝，弯曲互抱，形似倒鸡爪状，习称“鸡爪黄连”；单枝类圆柱形，长3～6厘米，直径2～8毫米。表面灰黄色或黄棕色，外皮剥落处显红棕色，粗糙，有不规则结节状隆起、须根及须根残基，有的节间表面平滑如茎秆，习称“过桥”；上部多残留褐色鳞叶，顶端常留有残余的茎或叶柄。质坚硬，折断面不整齐，皮部橙红色或暗棕色，木部鲜黄色或橙黄色，髓部红棕色，有时中空。气微，味极苦。

【药理作用】①抗微生物及抗原虫作用：黄连对金黄色葡萄球菌、志贺痢疾杆菌、福氏痢疾杆菌有较强的抑制作用，而香连丸煎剂较单用黄连弱。②抗病毒作用：用柯萨奇B3病毒（CB3V）感染BALA/C小鼠（白色变种实验室老鼠）建立CB3V心肌炎动物模型，用黄连对感染鼠进行治疗，有抗病毒作用。

【用法用量】内服：煎汤，1.5～3克；研末，每次0.3～0.6克；或入丸、散。外用：研末调敷，或煎水洗，或熬膏涂，或浸汁用。治热病高热、湿热蕴蒸、热毒炽盛诸症，宜生用；肝火上炎，目赤肿痛，头痛，宜酒拌炒；胃热呕吐，用姜汁拌炒；肝火犯胃，脘痛吞酸，宜吴茱萸煎汤拌炒。

【方剂选用】①治心烦、心乱、怔忡、上热，胸中气乱：朱砂20克，黄连25克，生甘草12克，共研为细末，汤浸蒸饼，做成丸如黍米大，每次服10丸，食后咽下。②治少阴病，心中烦，不得卧：黄连9克，黄芩6克，芍药6克，鸡蛋2个，阿胶9克，以水2升先煮黄连、黄芩、芍药3味，取0.5升，去渣，放入阿胶煮化，稍冷，加鸡蛋，搅匀。温服，每日3次。③治伤寒发狂，逾墙上屋：黄连、寒水石各等分，均研为末，每次服10克，浓煎甘草汤，候冷调服。

【注意事项】胃虚呕恶、脾虚泄泻者均应慎服。

黄　柏

【别名】檗木、檗皮、黄檗。

【来源】芸香科黄檗属植物黄檗的树皮。

【性味】寒，苦。

【药材性状】厚2～4毫米。外表面黄绿色或淡棕黄色，较平坦，有不规则的纵裂纹，皮孔痕小而少见，偶有灰白色的粗皮残留。体轻，质较硬，断面鲜黄色或黄绿色。

【药理作用】①抗病原微生物：黄柏水煎剂或醇浸剂体外对金黄色、白色及柠檬色葡萄球菌，溶血性链球菌，肺炎链球菌，炭疽杆菌，白喉杆菌，枯草杆菌，大肠杆菌，铜绿假单胞菌，伤寒及副伤寒杆菌，脑膜炎球菌及霍乱弧菌等，均有不同程度的抑制作用。②解热和抗炎症作用：黄柏有一定的退热作用。对微生物感染引起的发热，除具有抗菌作用消除病因导致退热外，另一方面也与其本身具有的解热作用有关。

【用法用量】内服：煎汤，3～9克；或入丸、散。外用：研末调敷，或煎水浸渍。降实火宜生用，清虚热宜盐水炒用，止血宜炭用。

【方剂选用】①治血痢：黄柏、黄连各20克，以苦酒1升煎至0.5升，温时分服无时。②治小儿久赤白痢、腹胀痛：黄柏50克（微炙，剉），当归50克（剉，微炒），上2味药均捣为末，加入煨熟的大蒜和成如绿豆大小的丸，每次以粥饮下7丸，日服3～4次。③治伤寒身黄、发热：肥栀子15个（擘），甘草5克（炙），黄柏10克，上3味以水2升煮取0.6升，去渣，温时分2次服完。

【注意事项】脾胃虚弱、无火者禁服。

龙　胆

【别名】胆草、水龙胆、山龙胆草、四叶草。

【来源】龙胆科龙胆属植物龙胆的根和根茎。

【性味】寒，苦。

【药材性状】根茎呈不规则的

块状，长1～3厘米，直径0.3～1厘米；表面暗灰棕色或深棕色，上端有茎痕或残留茎基，周围和下端着生多数细长的根。根圆柱形，略扭曲，长10～20厘米，直径0.2～0.5厘米；表面淡黄色或黄棕色，上部多有显著的横皱纹，下部较细，有纵皱纹及支根痕。质脆，易折断，断面略平坦，皮部黄白色或淡黄棕色，木部色较浅，呈点状环列。气微，味甚苦。

【药理作用】本品所含龙胆苦苷有保肝、降低谷丙转氨酶、利胆作用，还能抗炎、抑杀疟原虫。龙胆碱能镇静、松弛肌肉、降血压。服用少量龙胆，能增强胃液分泌，促进消化。此外，本品还有利尿、抗菌、驱虫作用。

【用法用量】内服：煎汤，3～6克；或入丸、散。外用：适量，煎水洗；或研末调搽。

【方剂选用】①治伤寒发狂：龙胆研为末，加入蛋清、白蜜，化凉水服，每次服10克。②治肝胆经实火湿热、胁痛耳聋、胆溢口苦、筋痿、阴汗、阴肿、阴痛、白浊溲血：龙胆（酒炒）、黄芩（炒）、栀子（酒炒）、泽泻、木通、车前子、当归（酒洗）、生地黄（酒炒）、柴胡、甘草（生用）各等分，水煎服。③治雀盲夜不见物：龙胆50克，黄连50克，2味均研为细末，饭后用热羊肝蘸药末服。④治暑行目涩：生龙胆（捣汁）15克，黄连（浸汁）1匙，和匀点之。⑤治眼中漏脓：龙胆、当归各等分，均研为末，每次服10克，温水调下。

苦　参

【别名】苦骨、川参、凤凰爪、牛参。

【来源】豆科槐属植物苦参的干燥根。

【性味】寒，苦。

【药材性状】根呈长圆柱形，下部常分枝，长10～30厘米，直径1～2.5厘米。表面棕黄色至灰棕色，具纵皱纹及横生皮孔。栓皮薄，常破裂反卷，易剥落，露出黄色内皮。质硬，不易折断，折断面纤维性；切片厚3～6毫米，切面黄白色，具放射状纹理及裂隙，有的可见同心性环纹。气微，味极苦。

【药理作用】①利尿作用：苦参煎剂及其中所含之苦参碱给家兔口服或注射，皆可产生利尿作用，尿量增加前即有盐分排出之增多。②抗病原体作用：在试管中的高浓度煎剂（1∶100），对结核杆菌有抑制作用。煎剂（8%）、水浸剂（1∶3）在体外对某些常见的皮肤真菌有不同程度的抑制作用。

【用法用量】内服：煎汤，3～10克；或入丸、散。外用：煎水熏洗，或研末敷，或浸酒搽。

【方剂选用】①治血痢不止：苦参炒焦研为末，和水做成如梧桐子大小的丸，每次服15丸，以米汤送下。②治痔漏出血、肠风下血、酒毒下血：苦参500克（切片，酒浸湿，蒸晒9次为度，炒黄研为末），地黄200克（酒浸一宿，蒸熟，捣烂），加蜂蜜和为丸，每次服10克，白开水或酒送下，每日服2次。③治赤白带下：苦参100克，牡蛎75克，研为末，以猪肚1个，水3碗煮烂，捣泥和成如梧桐子大小的丸，每次服100丸，温酒送下。④治下部疮漏：苦参煎汤，日日洗之。

【注意事项】脾胃虚寒者禁服。反藜芦。

【特别附注】苦参的子（苦参实）亦供药用，有清热解毒、通便杀虫的功效，主治急性细菌性痢疾、便秘、蛔虫症。

白鲜皮

【别名】藓皮、北鲜皮、野花椒根皮、臭根皮。

【来源】芸香科白鲜属植物白鲜的干燥根皮。

【性味】寒，苦、咸。

【药材性状】根皮呈卷筒状，长5～15厘米，直径1～2厘米，厚0.2～0.5厘米。外表面灰白色或淡灰黄色，具细纵皱纹及细根痕，常有突起的颗粒状小点；内表面类白色，有细纵纹。质脆，折断时有粉尘飞扬，断面不平坦，略呈层片状，剥去外层，迎光可见闪烁的小亮点。有羊膻气，味微苦。

【药理作用】本品水煎剂在试管内对多种致病真菌有不同程度的抑制作用，还有抗炎、解热、抗癌、收缩子宫平滑肌等作用。

【用法用量】内服：煎汤，6～15克；或入丸、散。外用：煎水洗、研末敷或捣敷。

【注意事项】虚寒证者禁服。

椿　皮

【别名】椿根皮、苦椿皮、樗白皮。

【来源】苦木科植物臭椿的根皮或干枝。

【性味】寒，苦、涩。

【药材性状】根皮呈扁平块片或不规则卷片状，厚2～5厘米。外表面黑灰色，有多数显著突起的纵向皮孔，长1～2厘米，皮灰白色，稍有光泽；内表面淡黄色，密布细小棱形小点或小孔。质硬韧，折断面内皮强纤维性，味苦。干皮多呈扁平块状，厚3～5毫米，外表面灰棕色，有不规则纵横裂纹和皮孔。

【药理作用】煎剂在体外对福氏痢疾杆菌、宋氏痢疾杆菌和大肠杆菌有抑制作用，对阿米巴痢疾亦有效；以伊红实验为药理指标证明臭椿双内酯有较强的抗癌活性，对蛔虫病和子宫颈癌有一定疗效。

【用法用量】内服：煎汤，6～15克；或入丸、散。外用：煎水洗、熬膏涂或研末调敷。

【方剂选用】①治休息痢，症见昼夜无度、腥臭不可近、脐腹撮痛、诸药不效：诃子（去核梢）25克，椿皮50克，母丁香30个，上药均研为细末，醋调为梧桐子大小的丸子，每次服50丸，用陈米饭汤加少许醋送下，每天1剂。②治湿气下利、大便带血、白带异常，祛脾胃陈积之疾：椿皮200克，滑石100克，上药均研为末，熬成粥状，做成如梧桐子大小的丸，空腹时每次用白开水送下100丸。③治血痢及肠风下血：椿皮150克，槐角子200克，明白矾100克，上药均研为末，每次服15克，用热米汤调下。

【注意事项】泻痢初起及脾胃虚寒者慎用。

小　檗

【别名】山石榴、子檗。

【来源】小檗科小檗属植物华西小檗等多种同属植物的根和根茎、枝。

【性味】大寒，苦。

【药材性状】根呈类圆柱形，稍弯曲，有少数分枝。表面灰棕色，有细皱纹，栓皮易剥落。质坚硬，不易折断，折断面纤维性，鲜黄色，切断面近圆形或长圆形，有略呈放射状的纹理；髓小，黄白色。

【药理作用】①抗菌作用：从细叶小檗中提得的粗小檗碱盐酸盐和粗小檗碱盐酸盐的精制母液干燥物（浓度均为0.1%～1%），在体外对金黄色葡萄球菌、乙类链球菌及大肠杆菌有一定的抗菌作用。临床用上述粗小檗碱的片剂治疗急性肠炎、急性细菌性痢疾及其他炎症，均获得较为满意的结果。②降压作用：小檗属植物的根流浸膏或各种提取成分对麻醉猫有显著的降压作用。③利胆作用：小檗属植物的根中主要成分小檗碱及粉防己碱均有利胆作用。临床用于治疗黄疸及中毒性肝炎。④升高白细胞作用：从细叶小檗中提取小檗碱的母液中提制的粉防己碱，经药理试验和临床试用证明对各种原因引起的白细胞减少症能升高白细胞，使其达到正常水平。

【用法用量】内服：煎汤，3～9克；或研末用。外用：煎水滴眼或洗患处。

【方剂选用】治口疮：龙胆150克，黄连100克，小檗200克，准备4升水，先煮龙胆、黄连，取2升的药汁，小檗用冷水泡透，放入药汁中和匀，含之。

清热凉血药

本节药物可清血分热，常用于治疗血热妄行之吐血、血热发斑疹及温热病邪入营血等病症。

生地黄

【别名】酒壶花、山烟根、山烟、山白菜。

【来源】玄参科植物地黄的新鲜块根。

【性味】寒，甘、苦。

【药材性状】块根呈纺锤形或条状，长8～24厘米，直径2～9厘米。表面浅红黄色，具纵直弯曲的皱纹、横长皮孔及不规则的瘢痕。肉质，易断，断面皮部淡黄白色，可见橘红色油点，木部黄白色，导管呈放射状排列。气微，味微甜、微苦。

【药理作用】本品能对抗连续服用地塞米松后血浆皮质酮浓度的下降。水提取液对急性实验性高血压有显著降压作用；能增加外周血液中的T淋巴细胞数量，提高网状内皮系统的吞噬能力；能抗炎、镇静、利尿、降血糖及保肝。乙醇提取物能缩短凝血时间。

【用法用量】内服：煎汤，9～15克；或捣汁，或熬膏。外用：捣烂敷，或取汁涂搽。

【方剂选用】治小儿热疾、烦渴头痛、壮热不止：生地黄汁3升，上等的人参蜜0.5升，和匀，每次服0.5升，不拘时，幼儿随大小加减服之。

【注意事项】胃虚食少、脾虚有湿者慎服。

玄　参

【别名】浙玄参、乌元参、黑参、元参。

【来源】玄参科植物玄参的干燥根。

【性味】微寒，甘、苦、咸。

【药材性状】根呈类圆柱形，中间略粗或上粗下细，有的微弯曲似羊角状，长6～20厘米，直径1～3厘米。表面灰黄色或灰褐色，有不规则的纵沟、横向皮孔及稀疏的横裂纹和须根痕。质坚实，不易折断，断面黑色，微有光泽。气特异似焦糖，味甘、微苦。以水浸泡，水呈墨黑色。

【药理作用】本品对金黄色葡萄球菌、伤寒杆菌等多种细菌有抑制作用。水浸液或煎剂能使血压下降，浸膏能使血糖轻微降低，醇浸膏水溶液能明显增加冠脉血流量。

【用法用量】内服：煎汤，9～15克；或入丸、散。外用：捣敷，或研末调敷。

【方剂选用】①治伤寒发汗吐下后，毒气不散、表虚里实、热发于外，故身斑如锦纹，甚则烦躁谵语，兼治喉闭肿痛：玄参、升麻、甘草（炙）各25克，上药均剉如麻豆大，每次取25克，加水1升，煎至0.5升，去渣服。②治三焦积热：玄参、黄连、大黄各50克，均研为末，加蜂蜜做成如梧桐子大小的丸，每次服30～40丸，白开水送下。小儿吃的丸做成粟米大小。③治阳明温病、无上焦证，数日不大便，当下之，若其人阴素虚，不可行承气者：玄参50克，麦冬（连心）40克，生地黄40克，加水8杯，煮取3杯，口渴则一口气饮尽1杯，不大便则再服。④治口舌生疮久不愈：玄参、天冬（去心、焙）、麦冬（去心、焙）各50克，研为末，加蜂蜜做成如弹子大小的丸，每次以绵裹1丸，含化咽津。

【注意事项】脾虚便溏或有湿者禁服。

牡丹皮

【别名】木芍药、丹皮、粉丹皮、洛阳花。

【来源】芍药科芍药属植物牡丹的根皮。

【性味】微寒，辛、苦。

【药理作用】本品煎剂对枯草杆菌、大肠杆菌、伤寒杆菌、绿脓杆菌、溶血性链球菌、肺炎球菌等有较强抑制作用。牡丹皮能显著降低心排血量；轻度降低心肌耗氧量。牡丹酚及芍药酚有抗血小板聚集作用；牡丹酚能抑制实验动物动脉粥样硬化斑块形成，能抑制肥大细胞脱颗粒而能抗变态反应。煎剂、牡丹酚均有降压作用。

【用法用量】内服：煎汤，6～9克；或入丸、散。清营、愈蒸、消痈宜生用，凉血、止血宜炒用，活血散瘀宜酒炒。

【方剂选用】①治妇人骨蒸、经脉不通、逐渐瘦弱：牡丹皮75克，桂枝（去粗皮）50克，木通（剉，炒）50克，芍药75克，鳖甲（醋炙，去裙襕）100克，土瓜根75克，桃仁50克。上7味粗捣筛，每次取25克，加水300毫升，煎至200毫升，去渣，分2次服完，温服，空腹、饭后各服1次。②治产后血晕、血崩、经血不调、远年干血气：红花、干荷叶、牡丹皮、当归、蒲黄（炒）各等分，上药均研为细末，每次服25克，酒煎，连渣温服。

【注意事项】血虚、孕妇及月经过多的妇女禁服。

赤　芍

【别名】木芍药、赤芍药、红芍药、草芍药。

【来源】芍药科芍药属植物川赤芍的根。

【性味】微寒，苦。

【药材性状】根呈圆柱形，稍弯曲，长5～40厘米，直径0.5～3厘米。表面棕褐色，粗糙，有纵沟及皱纹，并有须根痕及横向凸起的皮孔，有的外皮易脱落。质硬而脆，易折断，断面粉白色或粉红色，皮部窄，木部放射状纹理明显，有的有裂隙。气微香，味微苦、酸涩。

【药理作用】本品0.7～3.3毫克/毫升能明显增强肝细胞DNA的合成，能显著促进3H–胸腺嘧啶核苷掺入肝细胞。煎剂、本品中含有的芍药苷能抗血小板聚集、抗血栓形成。本品中含有的芍药苷抗炎作用较弱，并有镇痛、镇静、解热及抗惊厥、抗溃疡和降压作用，能对抗乙酰胆碱引起的平滑肌痉挛。注射液或赤芍苷能直接扩张冠状动脉、对急性心肌缺血有保护作用。

【用法用量】内服：煎汤，4～10克；或入丸、散。

【方剂选用】①治衄血不止：赤芍适量，研为末，每次服10克，白开水调。②治肠风下血：赤芍50克，瓦上烧存性，研为末，每次用温酒调下10克。③治赤痢多、腹痛不可忍：赤芍100克，黄柏100克

（以蜜拌和涂炙令尽，剉）。上药捣筛为散，每次服15克。以淡浆水，煎至五分，去渣，不计时候稍热服。④治肝经不足、受客热风壅上攻，眼目赤涩、睛疼睑烂、怕日畏光、夜卧多泪、时行暴赤、两太阳穴疼、头旋昏眩、视物不明、渐生翳膜：赤芍、当归（洗、焙）、黄连（去须）各等分，捣罗为细末，每次用10克，用极滚开水泡，趁热熏洗，冷却再温洗，1日洗3～5次，以瘥为度。⑤治一切痈疽发背、疖毒恶疮：赤芍、当归、甘草各等分，均研为末，每次服10克，温酒调下，不拘时。

【注意事项】血虚无瘀之证及痈疽已溃者慎服。

紫　草

【别名】硬紫草、大紫草、红条紫草。

【来源】紫草科植物紫草的干燥根。

【性味】寒，苦。

【药材性状】呈不规则的长圆柱形，多扭曲，长7～20厘米，直径1～2.5厘米。紫红色或紫褐色，皮部疏松，呈条形片状，常10余层重叠，易剥落。顶端有的可见分歧的茎残基。体轻，质松软，易折断，断面不整齐，木部较小，黄白色或黄色。气特异，味微苦、涩。

【药理作用】①避孕作用：紫草根乙醇提取液100毫克/100克、30%紫草根粉末混合食喂饲动物均可抑制大鼠动情期，根中提出的色素则无效。②对循环系统的影响：紫草煎剂对健康家兔及蟾蜍之离体或整体心脏，皆有明显的兴奋作用，此作用与煎剂中含钙有关。③其他作用：紫草煎剂对兔有缓和的解热作用，对家兔离体子宫及小肠平滑肌有不恒定的兴奋作用，口服煎剂能加强小肠的紧张性与收缩，静脉注射则无此反应。

【用法用量】内服：煎汤，5～15克；或入散剂。外用：熬膏涂。

【方剂选用】①发斑疹：钩藤钩子、紫草幼苗各等分。研为细末，每服5克，温酒调下，无时。②治疮疹，才初出，便急与服之，令毒减轻可：紫草（去粗梗）100克，陈皮（去白，焙干）50克。研为末，每服5克，加水放入葱白段，煎后去渣温服，无时。③预防麻疹：紫草15克，甘草5克，水煎，日服2次。④治过敏性紫癜：紫草25克，蝉蜕10克，当归20克，竹叶15克，西河柳15克，牛蒡子15克，黄柏15克，知母15克，苦参15克，水煎服。

扶桑花

【别名】大红花、朱槿。

【来源】锦葵科木槿属植物朱槿的叶、花。

【性味】寒，甘。

【药材性状】本品皱缩成长条状，长5.5～7厘米。小苞片6～7枚，线形，分离，比萼短。花萼黄棕色，有星状毛，5裂，裂片披针形或尖三角形；花瓣5片，紫色或淡棕红色，有的为重瓣，花瓣顶端圆或具粗圆齿，但不分裂。雄蕊管长，突出于花冠之外，上部有多数具花药的花丝。子房五棱形，被毛，花柱5个。体轻，气清香，味淡。

【药理作用】扶桑花中含苷类物质，对麻醉犬有降压作用，40～80毫克/千克静脉注射此苷（非纯品）可急剧降压，稍回升后又复降低，持续1～2小时，此降压作用不受阿托品影响。

【用法用量】内服：煎汤，15～30克。外用：捣敷。

吊竹梅

【别名】水竹草、金瓢羹、白带草、吊竹菜、紫背金牛、血见愁等。

【来源】鸭跖草科吊竹兰属植物吊竹梅的全草。

【性味】寒，甘、淡。

【药理作用】抗肿瘤作用：吊竹梅的水提取物及醇浸膏分别于腹腔注射200毫克/千克，对小鼠腹水型肉瘤S_{180}的抑瘤率为45%和49%。吊竹梅中含有多种抑制癌细胞的活性成分，从而达到抗肿瘤的效果。

【用法用量】内服：煎汤，15～30克，鲜品60～90克；或捣汁。外用：适量，捣敷。炮制：全年均可采收，洗净，晒干或鲜用。

【方剂选用】①治泌尿系统感染：鲜吊竹梅12克，十大功劳根15克，水煎服。②治慢性痢疾：鲜吊竹梅全草60～90克，白米30克，同炒至半成炭为度，水煎服。③治白带：鲜吊竹梅全草60～120克，冰糖30克，淡菜30克，酌加水煎成半碗，饭前服，每日2次。④治咯血：鲜吊竹梅全草60～90克，猪肺120克，酌加水煎成1碗，饭后服，每日2次。⑤治目赤肿痛（急性结膜炎）：鲜吊竹梅全草30～60克，一点红鲜全草30克，共捣烂，外敷患眼。⑥治乳腺炎：鲜吊竹梅全草适量，加生盐捣烂外敷。⑦治烧烫伤：鲜吊竹梅全草捣烂敷患处。⑧治蛇咬伤：鲜吊竹梅全草30～60克，捣烂绞汁，汁调酒内服，渣敷患处。

虎耳草

【别名】老虎耳、石荷叶、狮子草、猫耳朵、耳朵草、红丝络、红线草、金丝草。

【来源】虎耳草科虎耳草属植物虎耳草的全草。

【性味】寒，苦、辛。有小毒。

【药材性状】全体被毛。单叶，基部丛生，叶柄长，密生长柔毛；叶片圆形至肾形，肉质，边缘浅裂，疏生尖锐齿牙；下面紫赤色，无毛，密生小球形的细点。花白色，上面3瓣较小，卵形，有黄色斑点，下面2瓣较大，披针形，倒垂，形似虎耳。蒴果卵圆形。气微，味微苦。

【药理作用】①强心作用：离体蛙心滴加虎耳草压榨的鲜汁滤液或1∶1乙醇提取液0.01毫升，均显示一定强心作用。提取液去钙后对心脏仍有兴奋作用，但较去钙前弱。本品强心作用较氯化钙发生慢，持续时间较长。②利尿作用：麻醉犬及清醒兔静脉注射虎耳草乙醇提取液1毫升/千克，呈现明显利尿作用。将提取液中所含苷类破坏后，仍有一定利尿作用。

【用法用量】内服：煎汤，10～15克。外用：煎水洗，或鲜品捣敷，或绞汁滴耳及涂布。

【方剂选用】①治肺痈吐臭脓：虎耳草12克，忍冬叶30克，水煎2次，分2次服。②治吐血：虎耳草9克，猪瘦肉120克，混同剁烂，做成肉饼，加水蒸熟食。③治耳内肿痛、流脓出水：虎耳草捣取汁，灌入耳中，常常用之，略加枯矾更妙。或鲜虎耳草60克，鲜爵床、冰糖各30克，水煎服。④治耳郭溃烂：鲜虎耳草适量，捣烂调茶油涂患处；或加冰片0.3克，枯矾1.5克，共捣烂敷患处。⑤治风火牙痛：虎耳草30～60克，水煎，去渣，加鸡蛋1个同煮服。⑥治皮肤风疹：虎耳草、苍耳子、紫草、芦根各15克，水煎，分早、中、晚3次服。⑦治湿疹、皮肤瘙痒：鲜虎耳草500克，切碎，加95%乙醇拌湿，再加1升30%的乙醇浸泡1周，去渣，外涂患处。⑧治血崩：鲜虎耳草、棕榈炭各30克，煎水，服时兑黄酒适量。

【注意事项】孕妇慎服。

岗梅根

【别名】槽楼星、金包银、土甘草、天星根、七星蘋、山梅根、乌皮柴、西解柴。

【来源】冬青科冬青属植物梅叶冬青的根。

【性味】寒，苦、甘。

【药材性状】根略呈圆柱形，稍弯曲，有分枝；长30～50厘米，直径1.5～3厘米。表面灰黄色至灰褐色，有纵皱纹及须根痕。质坚硬，不易折断。气微，味先苦后甜。商品为近圆形片或段，皮部较薄，木部较宽广，浅黄色，可见放射状纹理及多数不规则环纹。

【药理作用】对心血管的作用：岗梅根以乙醇、硫酸氢钠处理制成的注射液对离体豚鼠心脏灌流有扩张冠状血管、增加冠脉流量和加强心收缩力的作用。家兔以垂体后叶素所致急性心肌缺血实验，给予岗梅根注射液后心电图显示对T波高耸有改善作用，对ST段偏移及心律失常亦有改善作用。

【用法用量】内服：煎汤，30～60克。外用：捣敷。

【方剂选用】①治感冒：岗梅根、卤地菊各30克，生姜3克，水煎服。②治扁桃体炎、咽喉炎：鲜岗梅根、蜂蜜各适量，捣烂，纱布包好，口内含咽。③治偏正头痛：鲜岗梅根90克，鸡矢藤60克，鸭蛋2个，水煎，吃蛋喝汤。④治头晕目眩：鲜岗梅根60克，臭牡丹根30克，水煎服。⑤治小儿百日咳：岗梅根30克，白茅根30克，水煎，酌加蜂蜜兑服。⑥治肺痈：岗梅根250～500克，水煎，连服数次。⑦治痔疮出血：岗梅根240克，去皮切碎，煮猪肉食。⑧治双单喉蛾：岗梅根30克，竹蜂4只，陈皮6克，细辛3克，水煎服。

【注意事项】脾胃虚寒者慎用，孕妇慎用。

【特别附注】岗梅叶亦供药用，有发表清热、消肿解毒的功效，主治感冒、跌打损伤、痈肿疔疮。

火炭母

【别名】火炭毛、乌炭子、运药、火炭母、山荞麦草。

【来源】蓼科蓼属植物火炭母草的地上部分。

【性味】凉，辛、苦。有毒。

【药材性状】茎扁圆柱形，有分枝，节稍膨大，下部节上有须根；表面淡绿色或紫褐色，无毛，有细棱；质脆，易折断，断面灰黄色，多中空。叶互生，多卷缩、破碎，叶片展平后呈卵状长圆形，先端短尖，基部截形或稍圆，全缘，上表面暗绿色，下表面色较浅，两面近无毛；托叶鞘筒状，膜质，先端偏斜。气微，味酸、微涩。

【药理作用】①抗菌作用：煎剂在试管内对金黄色葡萄球菌、大肠杆菌、乙型链球菌、铜绿假单胞菌等均有较强的抗菌作用。醇提取液或水提取液对肺炎杆菌和痢疾杆菌等也有较强抗菌作用。②抗乙型肝炎病毒作用：煎剂对乙型肝炎病毒（HBV）DNA多聚酶抑制率在50%以上。③对平滑肌和骨骼肌的作用：煎剂抑制离体大鼠子宫。水提取物对离体豚鼠回肠有收缩作用，对离体兔十二指肠可轻度增强其张力。④降压作用：煎剂给麻醉犬静脉注射，有降血压作用。⑤中枢抑制作用：给小鼠腹腔注射水提取物有中枢抑制作用，表现为运动失调，并能延长环己巴比妥钠的催眠时间。

【用法用量】内服：煎汤，9～15克，鲜品30～60克。外用：捣敷，或煎水洗，或捣汁滴耳。

【方剂选用】①急性胃肠炎：火炭母、凤尾草各9克，海金沙、六耳苓各6克。水煎服，每日1～2剂。②白喉：火炭母鲜叶150克，蜂蜜5毫升。将鲜叶捣烂取汁30毫升，加蜂蜜，为1日量，分5～6次服。并胡颓叶9克，甘草3克。水煎2次，分3～4次服。③防暑：火炭母2份，海金沙藤、地胆草各1份，甘草适量。成人每次总量30克，水煎代茶饮。

【注意事项】有高血压、心脏病、肝病、糖尿病、肾病等慢性病严重、正在接受其他治疗的患者或孕妇，均应在医师的指导下服用。

【特别附注】火炭母的根亦供药用，有补益脾肾、清热解毒、活血消肿的作用，主治体虚乏力、耳鸣耳聋、头目眩晕、白带、乳痈、跌打损伤。

山甘草

【别名】白蝴蝶、白茶、凉茶藤、白头公、凉藤、黄蜂藤、生肌藤、粘雀藤、土甘草、水根藤、蝴蝶藤。

【来源】茜草科玉叶金花属植物玉叶金花的茎叶。

【性味】凉，甘、微苦。

【药材性状】茎圆柱形，表面棕色或棕褐色，具细纵皱纹、点状皮孔及叶痕。质坚硬，不易折断，断面黄白色或淡黄绿色，髓部明显，白色。气微，味淡。

【药理作用】本品中所含成分咖啡酸、阿魏酸对小鼠有不同程度的抗早孕作用，并发现山甘草的水煎液和81%乙醇沉淀物为抗早孕活性有效物质。

【用法用量】内服：煎汤，15~30克，鲜品30~60克；或捣汁用。外用：捣敷。

【方剂选用】①治急性胃肠炎：鲜山甘草茎、叶各100克，水煎服。②治暑湿腹泻：山甘草100克，大叶桉树30克，水煎，日分3次服。③治伏暑下痢：山甘草100克，水煎服。④治湿热小便不利：玉叶金花50克，忍冬藤100克，车前草50克，水煎服。

清虚热药

本节药物能清虚热、退骨蒸，常用于午后潮热、低热不退等症。药多属寒凉，多服久服能损伤阳气。

青　蒿

【别名】臭蒿、方溃、三庚草、黄蒿、苦蒿、香蒿。

【来源】菊科蒿属植物黄花蒿的全草。

【性味】寒，苦、微辛。

【药材性状】茎呈圆柱形，上部多分枝，长30～80厘米，直径0.2～0.6厘米；表面黄绿色或棕黄色，具纵棱线；质略硬，易折断，断面中部有髓。叶互生，暗绿色或棕绿色，卷缩易碎，完整者展平后三回羽状深裂，裂片及小裂片矩圆形或长椭圆形，两面被短毛。气香特异，味微苦。

【药理作用】本品醇提取物、醚提取物对金黄色葡萄球菌的抑制作用最强。乙醚提取物和烯醇浸膏有显著抗疟作用。所含青蒿素抗疟作用快，主要作用于疟原虫红细胞内期；青蒿素及衍生物能抗动物血吸虫、华支睾吸虫；能促进机体细胞免疫；能抗流感病毒。挥发油有祛痰、镇咳、平喘作用。

【用法用量】内服：煎汤，6～15克，治疟疾可用20～40克，不宜久煎；鲜品用量加倍，水浸绞汁饮；或入丸、散。外用：研末调敷，鲜品捣敷，或煎水洗。

【方剂选用】①治中暑：用青蒿嫩叶捣烂，手捻成黄豆大小的丸，用新鲜白开水送下，服数丸立愈。②治急劳、骨蒸烦热：青蒿50克，细研；猪胆1枚，取汁；杏仁27粒，用开水浸泡后去皮、尖、双仁，用麦麸炒至微黄。将所有药物放在一起，以童子小便200毫升煎至五分，去渣，空腹时温服。③治虚劳（症见盗汗、烦热、口干）：青蒿500克，取汁熬膏；人参末、麦冬末各50克，熬成膏；和青蒿膏做成如梧桐子大小的丸，每餐饭后用米汤送下20丸。④治温病（症见夜热早凉、热退无汗、热自阴来）：青蒿10克，鳖甲15克，细生地黄20克，知母10克，牡丹皮15克，以水5杯煮取2杯，每日服2次。

【注意事项】体寒者忌之，产后血虚、内寒作泻及饮食停滞泄泻者勿用。凡产后脾胃薄弱，忌与当归、地黄同用。

白　薇

【别名】山烟根子、白马尾、老君须。

【来源】萝藦科植物白薇或蔓生白薇的干燥根及根茎。

【性味】寒，苦、咸。

【用法用量】内服：煎汤，3～15克；或入丸、散。外用：适量研末贴，或用鲜品捣烂敷。

【方剂选用】①治体虚低烧，夜眠出汗：白薇、地骨皮各20克，水煎服。②治肺结核潮热：白薇15克，葎草果实15克，地骨皮20克，水煎服。③治尿道感染：白薇25克，车前草100克，水煎服。④治妇人乳中虚、烦乱呕逆：生竹茹1克，石膏1克，桂枝0.5克，甘草3.5克，白薇0.5克。上5味研末，枣肉和丸弹子大，以饮服1丸，日3夜2服。⑤治郁冒血厥，居常无苦，忽然如死，身不动，默默不知人，目闭不能开，口噤不能语，又或似有知，而恶闻人声，或但如眩冒、移时乃寤：白薇50克，当归50克，人参25克，上为散，每服25克，水煎，去渣，温服。⑥治妇人遗尿、不知出时：白薇、芍药各50克，以上2味，治下筛，酒服，日服3次。

地骨皮

【别名】杞根、地节、红月坠根、狗奶子根。

【来源】茄科枸杞属植物枸杞的根皮。

【性味】寒，甘。

【药材性状】根皮呈筒状或槽状，长3～10厘米，宽0.5～1.5厘米，厚0.1～0.3厘米。外表面灰黄色至棕黄色，粗糙，有不规则纵裂纹，易成鳞片状剥落。内表面黄白色至灰黄色，较平坦，有细纵纹。体轻，质脆，易折断，断面不平坦，外层黄棕色，内层灰白色。气微，味微甘而后苦。

【药理作用】本品煎剂可抑制伤寒杆菌、甲型副伤寒杆菌、弗氏痢疾杆菌，能显著提高由环磷酰胺所致小鼠脾细胞IL–2（免疫系统中的一类细胞生长因子）的低下。水提取物、乙醇提取物有较强的解热作用。煎剂、浸膏、酊剂、注射液均有降压作用。煎剂、浸膏有降血糖、降血脂及兴奋子宫等作用。

【用法用量】内服：煎汤，9～15克，大剂量可用至15～30克。

【注意事项】脾胃虚寒者慎服。

银柴胡

【别名】银胡、银夏柴胡、牛肚根、白根子、土参。

【来源】石竹科繁缕属植物银柴胡的根。

【性味】凉，甘、苦。

【药材性状】根呈类圆柱形，偶有分枝，长15～40厘米，直径0.5～2.5厘米。表面浅棕黄色至浅棕色，有扭曲的纵皱纹及支根痕，多具孔穴状或盘状凹陷（细根痕），习称“沙眼”，从沙眼处折断可见棕色裂隙中有细沙散出。根头部略膨大，有密集的呈疣状突起的芽苞、茎或根茎的残基，习称“珍珠盘”。质硬而脆，易折断，断面不平坦，较疏松，有裂隙，皮部甚薄，木部有黄、白色相间的放射状纹理（射线与木质部束相间而致）。气微，味甘。

【药理作用】本品水煎醇沉液有解热作用，能降低血清胆固醇浓度，使主动脉类脂质含量降低。此外，还有杀菌作用。

【用法用量】内服：煎汤，5～10克；或入丸、散。

【方剂选用】①治骨蒸劳热：银柴胡7.5克，胡黄连、秦艽、鳖甲（醋炙）、地骨皮、青蒿、知母各5克，甘草2.5克，水适量煎，食远服。②治温证潮热、身体枯皮、皮肤甲错、消索而不润泽者：银柴胡10克，鳖甲15克，水煎服。

【注意事项】外感风寒、血虚无热者慎服。

胡黄连

【别名】割孤露泽、胡连、假

黄连。

【来源】玄参科胡黄连属植物胡黄连的根茎。

【性味】寒，苦。

【药材性状】根茎呈圆柱形，略弯曲，偶有分枝，长3～12厘米，直径0.3～1厘米。表面灰棕色至暗棕色，粗糙，有较密的环状节，具稍隆起的芽痕或根痕，上端密被暗棕色鳞片状的叶柄残基。体轻，质硬而脆，易折断，断面略平坦，淡棕色至暗棕色，木部有4～10个类白色点状维管束排列成环。气微，味极苦。

【药理作用】本品提取物有利胆、抗菌作用。

【用法用量】内服：煎汤，6～12克；或研末入丸、散。外用：研末调敷，或浸汁点眼。

【方剂选用】①治小儿疳热、肚胀、潮热、发焦：胡黄连25克，五灵脂50克，2药均研为末，加入雄猪胆汁和成如绿豆大小的丸，用米汤送服，每次服10～20丸。②治痢血：胡黄连、乌梅肉、灶下土各等分，研为末，以腊茶清调下，空腹时温服。③治热痢腹痛：胡黄连末和饭做成如梧桐子大小的丸，每次用米汤送下30丸。④治小儿盗汗、潮热往来：胡黄连、柴胡各等分，研为细末，加入蜂蜜，做成如鸡头大小的丸，每次取3丸，放入银器中，用少许酒化开，再加适量水，煮沸2次，放温，饭后和渣服。

【注意事项】脾胃虚弱者慎服。

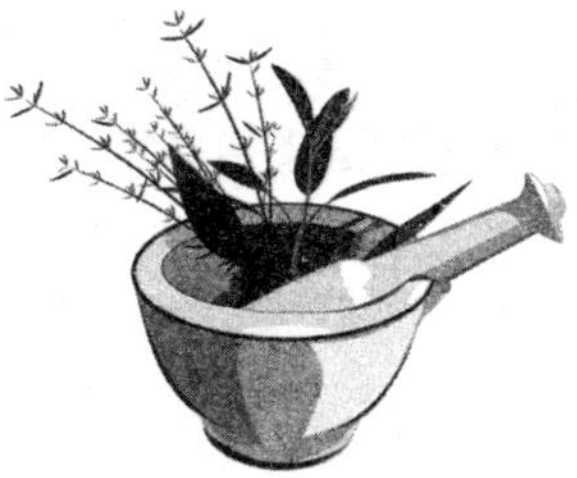

第三章

泻下类

凡能引起腹泻、滑润大肠、促进排便的药物均称为泻下药。

泻下药的主要作用是通利大便，以清除胃肠积滞及其他有害物质；或清热泻火，使热毒火邪通过泻下得到缓解或消除；或逐水退肿，使水湿痰饮之邪从大小便排出。主要适用于大便秘结、胃肠积滞、实热内盛及水饮停蓄等里实证，部分药物还有破血消癥及杀虫作用。

泻下药根据作用特点及适应证的不同，分为攻下药、润下药及峻下逐水药三类。

使用泻下药要注意选择和配伍，若里实兼有表邪，当先解表后攻里，必要时可攻下药与解表药同用，以表里双解，以免表邪内陷；如里实正虚则可与补虚药同用，以攻补兼施，使攻下而不伤正。攻下药、峻下逐水药作用峻猛，有的还有毒性，易伤正气，故年老体弱、久病正虚、妇女胎前产后及月经期均当慎服或忌服。本类药又易伤脾胃，宜奏效即止，不可过服，以免损伤胃气。

应用本类药，对重症、急症、必须急下者，可加大剂量，或制成汤剂内服；对病情较缓，只需缓下者，用量则不宜过大，或制成丸剂内服。对毒性较强的泻下药，一定要严格炮制法度，控制剂量，避免中毒，保证用药安全。

攻下药

本类药物多具苦寒沉降之性，具有较强的泻下通便作用，并具清热泻火之功效。主要用于胃肠积滞、里热炽盛、大便秘结、燥屎坚结实证。

大　黄

【别名】葵叶大黄、北大黄、天水大黄、将军。

【来源】蓼科大黄属植物掌叶大黄的根及根茎。

【性味】寒，苦。

【药材性状】呈类圆柱形、圆锥形、卵圆形或不规则块状，长3～17厘米。外皮已除去或有少量残留，除尽外皮者表面黄棕色或红棕色，有的可见到类白色菱形的网状纹理（由灰白色薄壁组织与棕红色射线交错而成），俗称锦纹，有时可见菊花状螺旋形星点，一端常有绳孔及粗皱纹。质地坚硬，横断面淡红棕色或黄棕色，显颗粒性（习称高粱碴），微有油性，近外围有时可见暗色形成层及半径放射向的橘红色射线，髓部中有紫褐色星点，紧密排列成圈环状，并有黄色至棕红色的弯曲线纹，亦称锦纹。气特殊，味苦而微涩，嚼之黏牙，有沙粒感。

【药理作用】有泻下作用，泻下后对革兰氏阳性菌和革兰氏阴性菌均有抑制作用，对金黄色葡萄球菌、链球菌、白喉杆菌、枯草杆菌、炭疽杆菌、伤寒杆菌、副伤寒杆菌和痢疾杆菌有抑制作用、对小鼠黑素瘤、乳腺癌及艾氏腹水癌有抑制作用。

【用法用量】内服：煎汤，3～12克；泻下通便，宜后下，不可外煎；或用开水泡渍后取汁饮；研末，0.5～2克；或入丸、散。外用：适量，研末调敷或煎水洗、涂。煎液亦可作灌肠用。大黄生用泻下作用较强，熟用则泻下作用较缓而长于泻火解毒，清利湿热；酒制功善活血，且善于清上焦血分之热；炒炭常用于凉血止血。

【方剂选用】①治大便秘结：大黄60克，牵牛头末15克，共研为细末，每次服10克。有厥冷者用酒调服，无厥冷而手足烦热者用蜂蜜水调下，以食后微利为度。②治热病狂语及诸黄：大黄250克（剉碎，微炒），捣细为散，用腊月雪水5升，煎成膏，不计时候，以冷水调半匙服之。③治泻痢久不愈（症见脓血稠黏、里急后重、日夜无度）：大黄50克，细剉，酒1升，同浸半日，再同煎至0.5升，去大黄不用，将酒分2次服下。1剂未止则再服，以止为度。可服芍药汤和之，痢止再服黄芩汤和之，以彻底清除毒素。

番泻叶

【别名】旃那叶、泻叶、泡竹叶。

【来源】豆科决明狭叶番泻或尖叶番泻的小叶。

【性味】寒，甘、苦。

【药材性状】呈长卵形或卵状披针形，上表面黄绿色，下表面浅黄绿色，无毛或近无毛，叶脉稍隆起。革质。气微弱而特异，味微苦，稍有黏性。

【药理作用】①泻下作用：番泻叶中含蒽醌衍化物，其泻下作用及刺激性较含蒽醌类之其他泻药更强，因而泻下时可伴有腹痛。其有效成分主要为番泻苷A、番泻苷B，经胃、小肠吸收后，在肝中分解，分解产物经血行而兴奋骨盆神经节以收缩大肠，引起腹泻。②其他作用：番泻类植物可产生许多具有经济价值的化合物。除有泻下作用外，某些番泻叶还有抗菌及箭毒样的作用。

【用法用量】内服：煎汤，5～10克；研末，2.5～5克；或泡水服。

【方剂选用】①治胃弱消化不良、便秘腹膨胀、胸闷：番泻叶5克，生大黄3克，陈皮5克，黄连2.5克，丁香3克，沸水浸泡2小时，去渣滤过，每日3次。②治疗产褥期便秘：取番泻叶10克，冲开水约150毫升，经2～5分钟，弃渣1次服下。如便秘时间过久，隔10分钟后将药渣再泡服1次。

芦　荟

【别名】卢会、讷会、象胆、奴会、劳伟、奴荟、透明芦荟。

【来源】百合科芦荟属植物库拉索芦荟的液汁经浓缩的干燥品。

【性味】寒，苦。

【药材性状】呈不规则块状，常破裂为多角形，大小不一。表面呈暗红褐色或深褐色，无光泽。体轻，质硬，不易破碎，断面粗糙或显麻纹。富吸湿性。有特殊臭气，味极苦。

【药理作用】本品提取物可抑制S_{180}肉瘤和艾氏腹水癌的生长，并对离体蟾蜍心脏有抑制作用。芦荟水浸剂对多种皮肤真菌和人型结核杆菌有抑制作用。芦荟蒽醌衍生物具有刺激性泻下作用，芦荟大黄素在肠中产生抗菌有效成分，不仅可引起大肠内水分增加，而且促进肠黏膜分泌，因刺激性很强而伴有明显腹痛和盆腔充血，严重者可引起肾炎。芦荟总苷对化学性肝损伤有保护作用。芦荟素A能抵抗攻击因子（胃酸和胃蛋白酶）对胃的损伤。

【用法用量】内服：研末入丸、散或入胶囊，0.6 ~ 1.5克。

【注意事项】脾胃虚弱、食少便溏及孕妇禁用。

润下药

本类药物多为植物种子或种仁，富含油脂，味甘质润，具有润燥滑肠作用，使大便易于排出，适用于年老、体弱、久病、产后所致津枯、阴虚、血虚便秘。

火麻仁

【别名】葩、麻子、麻子仁、大麻子、大麻仁、冬麻子、火麻子。

【来源】桑科大麻属植物大麻的种仁。

【性味】平，甘。

【药材性状】干燥果实呈扁卵圆形，长4～5毫米，直径3～4毫米，表面光滑，灰绿色或灰黄色，有微细的白色、棕色或黑色花纹，两侧各有1条浅色棱线。一端钝尖，另一端有1个果柄脱落的圆形凹点。外果皮菲薄，内果皮坚脆。绿色种皮常黏附在内果皮上，不易分离。气微、味淡，嚼后稍有麻舌感。

【药理作用】本品所含脂肪油有润滑肠道的作用，在肠中遇碱性肠液后产生脂肪酸，刺激肠壁，使肠蠕动增强而有通便作用。火麻仁对麻醉猫及大鼠有明显降压作用，还可抑制大鼠血清胆固醇升高。

【用法用量】内服：煎汤，15～30克，或研末入丸、散。外用：捣敷或榨油涂。

【方剂选用】①治伤寒趺阳脉浮而涩，浮则胃气强，涩则小便数，浮涩相抟，大便则硬，其脾为约：火麻仁1000克，芍药250克，枳实250克（炙），大黄500克（去皮），厚朴30克（炙，去皮），杏仁500克（去皮、尖、熬，别作脂），以上6味共研为末，用蜜和成如梧桐子大小的丸，每次饮服10丸，日服3次，渐加，以知为度。②治大便不通：火麻仁研成末，和米煮成粥食之。③治虚劳、下焦虚热、骨节烦疼、肌肉急、小便不利、大便数少、呼吸口燥少气：火麻仁500克，研成末，加水2升，煮至剩半，分3次服下。

郁李仁

【别名】郁子、郁里仁、小李仁、李仁肉。

【来源】蔷薇科郁李属植物欧李的种仁。

【性味】平，辛、苦、甘。

【药材性状】小李仁：呈卵形，长5～8毫米，直径3～5毫米。表面黄白色或浅棕色，一端尖，另端钝圆。尖端一侧有线形种脐，圆端中央有深色合点，自合点处向上具多条纵向维管束脉纹。种皮薄，子叶2片，乳白色，富油性。气微，味微苦。大李仁：长6～10毫米，直径5～7毫米，表面黄棕色。

【用法用量】内服：煎汤，3～10克；或入丸、散。

【方剂选用】①治风热气秘：郁李仁（去皮、尖，炒）、陈皮（去白，取酒150～300毫升煮干）、京三棱各50克，共捣为散，每次服15克，空腹用开水调下。②治产后肠胃燥热、大便秘结：郁李仁（研如膏）、朴硝（研）各50克，当归（切、焙）、生干地黄（焙）各100克。上4味各粗捣，过筛，和匀，每次取15克，加适量水煎，去渣温服。

松子仁

【别名】松子、海松子、新罗松子。

【来源】松科松属植物红松的种子。

【性味】温，甘。

【药材性状】种子倒卵状三角形，无翅，红褐色，长1.2～1.6厘米，宽7～10毫米。种皮坚硬，破碎后或可见种仁，卵状长圆形，先端尖，淡黄色或白色。有松脂样香气，味淡有油腻感。

【药理作用】松子仁油有抑制试验性家兔主动脉粥样硬化作用。松子仁粗提物对胆固醇及含胆固醇的混合型胆石有较好的溶化作用。

【用法用量】内服：煎汤，7.5～15克；或研末入膏、丸。

【方剂选用】①治风痹寒气、虚羸少气、五脏劳伤、咳嗽吐痰、骨蒸盗汗、心神恍惚、饮食不甘、遗精滑泄：松子仁400克，麦冬500克（不去心），金樱子、枸杞子各400克，熬膏，加少量炼蜜，早晚用白汤调服十余茶匙。②治肺燥咳嗽：松子仁50克，胡桃仁100克，研成膏，和熟蜂蜜25克拌匀，每次服10克，饭后用开水服下。

【注意事项】便溏、精滑、痰饮体质者慎服，有湿痰者禁服。

【特别附注】松叶亦可入药，有祛风燥湿、杀虫止痒之功效，主治风湿痿痹、历节风痛、湿疮、疥癣、风疹瘙痒，还可预防流行性脑脊髓膜炎、流行性感冒。

峻下逐水药

本类药物有强烈的泻下作用，使体内潴留的水液从肠道排出，部分药物还兼有利尿作用。

甘 遂

【别名】猫儿眼、肿手花、头痛花。

【来源】大戟科植物甘遂的块根。

【性味】寒，苦。有毒。

【药材性状】呈椭圆形、长圆柱形或连珠状，长1～5厘米，直径0.5～2.5厘米。表面类白色或黄白色，凹陷处有棕色外皮残留。质脆，易折断，断面粉性，白色，木部微显放射状纹理；长圆柱状者纤维性较强。气微，味微甘而辣。

【药理作用】能刺激肠管，增加肠内肠液，促进肠蠕动，加速肠内容物的推动而产生泻下作用。生用作用强、毒性大，醋制后泻下和毒性均减弱。有抑制免疫功能、抗生育作用。

【用法用量】内服：煎汤，2.5～5克；或研末入丸、散。外用：研末调敷。内服宜醋制以降低毒性。

【方剂选用】①治卒肿满、身面皆胀大：甘遂0.5克，研成粉；猪腰1个，分为7小块；将甘遂放入猪腰中，以火炙之令熟。每日食4～5次，觉腹胁鸣、小便利时为宜。②治水肿腹满：牵牛子50克（生用），甘遂5克（微炒），上2味粗捣筛，作2剂用。每剂加适量水煎，放温喝，不计时候。③治突然身面浮肿、上气喘息：甘遂25克（煨令微黄），蒜瓣25克（煨熟，研），黑豆25克（炒热），上药除蒜外，均捣成末，用蒜并枣肉做成如梧桐子大小的丸，每次以木通汤调下10丸，日服2次。

【注意事项】气虚、阴伤、脾胃衰弱者及孕妇忌服。有效成分不溶于水，多入丸散剂。反甘草。

京大戟

【别名】龙虎草、将军草、九头狮子。

【来源】大戟科多年生草本植物大戟的根。

【性味】寒，苦、辛。有毒。

【药材性状】根长圆锥形或圆柱形，稍弯曲，常有分枝，长10～20厘米，直径1.5～4厘米。表面灰棕色或棕褐色，有扭曲纵沟纹、横长皮孔及支根痕。根头膨大，有多数圆形茎痕。质坚硬，不易折断，断面类白色或淡黄色，纤维性。气微，味微苦涩。

【药理作用】本品能刺激肠管，引起肠蠕动增强而产生泻下作用。提取液对末梢血管有扩张作用，并可拮抗肾上腺素的升压作用。醇提物对离体妊娠子宫有兴奋作用。

【用法用量】内服：煎汤，1.5～3克；研末入丸、散，每次1克。外用：适量，生用。内服宜醋制，以减低毒性。

【注意事项】体弱及孕妇忌用。反甘草。

芫　花

【别名】杜芫、老鼠花、黄阳花、野丁香花。

【来源】瑞香科植物芫花的干燥花蕾。

【性味】温，苦、辛。有毒。

【药材性状】花蕾常3～7朵簇生于短花轴上，基部有苞片1～2片，多脱落为单朵。单朵呈棒槌状，多弯曲，长1～1.7厘米，直径约1.5毫米；花被筒表面淡紫色或灰绿色，密被短柔毛，先端4裂，裂片淡紫色或黄棕色。质软。气微，味甘、微辛。

【药理作用】本品水浸剂、煎剂及醇浸剂能使肠蠕动增加，张力提高，引起腹痛和水泻，加大剂量则呈抑制作用；大鼠服芫花煎剂，尿量明显增加。芫花有止咳、祛痰作用，可改善心血管系统的功能。芫花素可引起子宫收缩，终止妊娠。此外，醋制芫花的醇水提取物、水浸液对多种细菌、病毒和真菌有抑制作用。

【用法用量】内服：煎汤，

2.5～5克，或研末入丸、散。外用：研末调敷或煎水含漱。内服宜醋制以减低毒性。

【注意事项】体质虚弱者及孕妇禁服。

商　陆

【别名】山萝卜、水萝卜、当陆。

【来源】商陆科商陆属植物商陆的根。

【性味】寒，苦。有毒。

【药材性状】干燥根横切或纵切成不规则的块片，大小不等。横切片弯曲不平，边缘皱缩，直径2.5～6厘米，厚4～9毫米，外皮灰黄色或灰棕色；切面类白色或黄白色，粗糙，具多数同心环状突起。纵切片卷曲，长4.5～10厘米，宽1.5～3厘米，表面凹凸不平，木质部成多数突起的纵条纹。质坚，不易折断。气微，味稍甜后微苦，久嚼之麻舌。

【药理作用】本品有显著的祛痰作用，生物碱部分有镇咳作用。其根提取物有利尿作用，其作用与剂量有关，小量利尿，大量则致尿少。其煎剂与酊剂对痢疾杆菌、流感杆菌、肺炎双球菌及部分皮肤真菌有抑制作用。商陆还有增强免疫、抗炎、抗肿瘤作用。

【用法用量】内服：煎汤，3～10克；或入散剂。外用：捣敷。

【方剂选用】①治温气脚软：将商陆根切成小豆大小，先煮熟，再加绿豆同煮成饭，每日进食，病愈为止。②治水气肿满：商陆根去皮，切成黄豆大小，装1碗，加糯米1碗，同煮成粥，每日空腹吃下。以微泻为好，不得杂食。③治腹中瘕结（硬如石块、刺痛异常）：将商陆根捣汁或蒸烂，摊布上，放在患处，药冷即换，昼夜不停。④治产后腹大、坚满、喘不能卧：用商陆根50克，大埋葬75克，甘遂50克（炒），共研为末，每次服10克，热汤调下，腹泻即停药。⑤治石痈（痈硬如石、不出脓）：用商陆根1个捣烂搽涂患处，药干即换。此方亦可治湿疮、疖子。

【注意事项】体虚水肿者慎服，孕妇忌服。宜从小量开始。本品对胃肠道有刺激作用，故宜饭后服。过量中毒，可出现恶心呕吐、腹痛腹泻、心跳过速、呼吸频繁，继则言语不清、躁动、抽搐，严重者血压下降、昏迷、瞳孔散大，因心跳或呼吸停止而死亡。

牵牛子

【别名】草金铃、金铃、黑牵牛、白牵牛、黑丑、白丑。

【来源】旋花科牵牛属植物圆叶牵牛的种子。

【性味】寒，苦、辛。有毒。

【药材性状】本品似橘瓣状，长4～8毫米，宽3～5毫米，略具3棱。表面灰黑色（黑丑）或淡黄白色（白丑）。背面1条浅纵沟，腹面棱线的下端有1个点状种脐，微凹。质硬，横切面可见淡黄色或黄绿色皱缩折叠的子叶，微显油性。无臭，味辛、苦，有麻舌感。

【药理作用】本品所含牵牛子苷的化学性质与泻根素相似，有强烈的泻下作用。牵牛子苷在肠内遇胆汁及肠液时分解出牵牛子素，刺激肠道，增进蠕动，导致泻下。牵牛子的水、乙醇浸剂对小鼠皆有泻下作用，但经煎煮后，即失去作用。除去牵牛子苷后的水溶液，似仍有泻下作用，故除已知的牵牛子苷外，可能还含有其他泻下成分。

【用法用量】内服：煎汤，3～10克；研末入丸、散，每次0.3～1克，每日2～3次。炒用药性较缓。

【方剂选用】①治水肿：牵牛子研成末，水服，每日服1次，以小便利为度。②治停饮肿满：牵牛子研成末200克，茴香50克（炒），或加木香适量，共研为细末，以生姜汁调服，每次10克，晚睡前服，每日1次。③治腰脚湿气疼痛：牵牛子、大黄各100克，白术50克，共研为末，滴清水做成如梧桐子大小的丸，每次服30丸，饭前以生姜汤调下。

【注意事项】孕妇禁服，体质虚弱者慎服。不宜多服、久服。

巴　豆

【别名】江子、巴果、红子仁、毒鱼子、巴仁。

【来源】大戟科植物巴豆的果实。

【性味】热，辛。有大毒。

【药材性状】本品呈卵圆形，一般具3棱，长1.8～2.2厘米，直径1.4～2厘米。表面灰黄色或稍深，粗糙，有纵线6条，顶端平截，基部有果梗痕。剖开果壳，可见3室，每室含种子1粒。种子椭圆形，略扁，长1.2～1.5厘米，直径7～9毫米，表面棕色或灰棕色，一端有小点状的种脐及种阜的瘢痕，另端有微凹的合点，其间有隆起的种脊；外种皮薄而脆，内种皮呈白色薄膜；种仁黄白色，油质。无臭，味辛辣，以个大、饱满、种仁黄白者为佳。

【药理作用】巴豆油外用，对皮肤有强烈刺激作用；口服半滴至1滴，即能产生口腔、咽及胃部灼热感，并有催吐作用，短期内可有大量水泻，伴有剧烈腹痛和里急后重。巴豆油还有镇痛、促进血小板凝集作用。巴豆煎剂对金黄色葡萄球菌、白喉杆菌、流感杆菌、绿脓杆菌均有抑制作用。巴豆提取物对小鼠肉瘤S_{180}、艾氏腹水癌等有明显抑制作用。

【用法用量】内服：入丸、散，每次0.25～0.5克。内服宜用巴豆霜，以降低毒性。外用：以绵裹塞耳鼻，捣膏涂或以绢包擦患处。

【方剂选用】①治寒实结胸而无热证者：桔梗1.5克，巴豆0.5克（去心皮，熬黑，研如脂），贝母1.5克。3味共研为末，以白开水调服，身体虚弱者要适当减量。②治寒癖宿食、久饮不消、便秘：巴豆1000克，清酒5升，煮72小时，将巴豆研成末，和酒微火煎之，做成如胡豆大小的丸，每次服1丸，开水调下，欲吐者服2丸。③治阴毒、伤寒结于心，按之极痛、大小便秘、但出气稍暖者：巴豆10粒，研末，加面粉5克，做成饼，安脐内，以小艾炷灸，气达即通。

【注意事项】无寒实积滞、孕妇及体弱者忌服。该药不可与牵牛子同用，以防止其毒性增强。

千金子

【别名】续随子、千两金、小巴豆。

【来源】大戟科植物续随子的种子。

【性味】温，辛。有毒。

【药材性状】呈椭圆形或倒卵形，长约5毫米，直径约4毫米，表面灰棕色或灰褐色，具不规则网状皱纹，网孔凹陷处呈灰黑色，形成细斑点。一侧有纵沟状种脊，顶端为突起的合点，下端为线形种脊，基部有类白色突起的种阜或脱落后的瘢痕。种皮薄脆，种仁白色或黄白色，富油质。气微，味辛。

【药理作用】本品脂肪油中所

含千金子甾醇对肠胃有强烈的刺激作用，能引起峻泻，其强度为蓖麻油的3倍。

【用法用量】内服：制霜入丸、散，1～2克。外用：适量，捣烂敷患处。

【注意事项】中气不足、大便溏泻者及孕妇忌服。

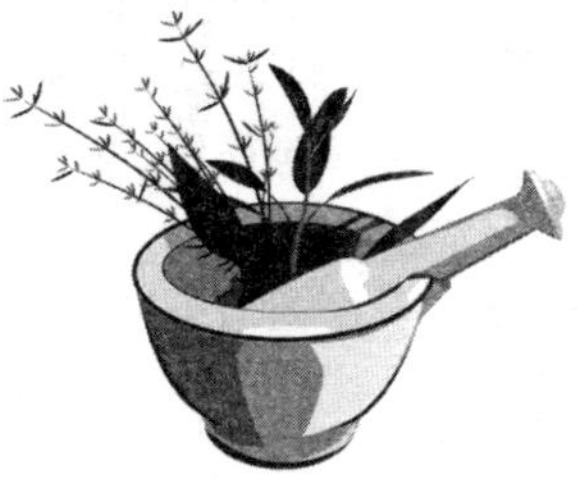

第四章

祛风湿类

凡以祛除风湿、解除痹痛为主要作用的药物，称祛风湿药。

本类药物多辛香苦燥走散，具有祛风除湿、温经散寒、活血行气、通痹止痛，补益肝肾、杀虫止痒等作用，部分药物还具有止痹痛、通经络、强筋骨等作用。主要治疗风寒湿邪，痹阻经络引起的肢体、肌肉、关节疼痛、酸楚、麻木、沉重以及关节肿大、变形、屈伸不利等症，或年老体弱，肝肾不足，筋骨无力，拘挛疼痛，或筋骨折伤后期，或风湿热引起的瘾疹、湿疹、疥癣、皮肤瘙痒等。

使用本类药物时，可根据痹证的性质、部位及病程长短的不同，做适当的选择和相应的配伍。如证属风邪偏盛的行痹，宜选散风邪力强的祛风湿药，并佐以祛风湿通经络之品；湿邪偏重的着痹，宜选除湿力强的祛风湿药，并佐以燥湿、利湿、健脾药；寒邪偏重的痛痹，宜选温通止痛力强的祛风湿药，并佐以散寒温阳通络之品；关节红肿热痛的热痹，宜选寒凉而能清除热邪的祛风湿药，并佐以清热凉血解毒药；兼肝肾虚损而见腰痛脚弱者，当选兼能强筋骨的祛风湿药，并配补肝肾强腰膝之品；病邪在表或疼痛偏上者，当配散风发表药；病邪入络而见血瘀者，当配活血通络药；久病气血不足者，当配益气补血药。

痹证多属慢性疾患，需长期用药治疗。为服用方便，可制成酒剂或丸剂，况且酒剂还能增强祛风湿药的功效。

祛风湿散寒药

本类药物多性温，味辛、苦，入肝、脾肾经，具有祛风湿、散寒止痛、舒筋通络等作用。

独　活

【别名】胡王使者、独摇草、独滑、巴东独活。

【来源】伞形科当归属植物重齿当归的根。

【性味】微温，苦、辛。

【药材性状】根头及主根粗短，略呈圆柱形，长10～30厘米，直径2～3.5厘米，下部分出数条弯曲的支根。根头部膨大，圆锥状，多横皱纹，直径1.5～3厘米，顶端有茎、叶的残基或凹陷，表面灰棕色或黄棕色，有纵皱纹、横长皮孔及稍突起的细根痕。主根有环纹，顶端平截，有多列环状叶柄痕，中央为凹陷的茎痕。质坚硬，断面皮部灰白色，有多数散在的棕色油室，木质部灰黄色至黄棕色，形成层环棕色。香气浓郁，味苦、辛，麻舌。

【药理作用】①镇静、催眠、镇痛、抗炎作用：独活煎剂或流浸膏（品种未经鉴定）给大鼠或小鼠口服或腹腔注射，均可产生镇静乃至催眠作用，甚至可防止士的宁对蛙的惊厥作用，但不能使其免于死亡。②对心血管系统的作用：独活粗制剂（品种未鉴定）予犬或猫静脉注射，有降压作用，但不持久。

【用法用量】内服：煎汤，3～10克；或浸酒；或入丸、散。外用：适量，煎汤洗。

【方剂选用】①治风毒脚弱痹满上气：独活250克，附子250克（生用，切），以酒10升浸渍三宿，每次服0.1升，以微痹为度。②治脚气肿胀痛：独活25克，木瓜、牛膝各50克，共研为末，每次服15克，空腹时以白开水调下。③治历节风痛：独活、羌活、松节各等分，用酒煮过，每日空腹饮1杯。

川乌头

【别名】乌头、乌喙、奚毒、即子、鸡毒、毒公、耿子、川乌。

【来源】毛茛科乌头属植物乌头（栽培品）的母根。

【性味】热，辛、苦。有大毒。

【药材性状】川乌头母根为不规则圆锥形，稍弯曲，顶端常有残茎，中部多向一侧膨大，长2～7.5厘米，直径1.2～2.5厘米。表面棕褐色或灰棕色，皱缩，有小瘤状侧根及子根痕。质坚实，断面类白色或浅灰黄色，形成层环多角形。气微，味辛辣，麻舌。

【药理作用】本品有镇痛、抗炎、镇静、局麻作用，所含次乌头碱和乌头原碱对因注射菌苗而引起发热的家兔有解热作用，但对正常体温无影响。乌头煎剂或静脉注射乌头总生物碱能引起麻醉猫的冠状动脉血流量增加，小剂量乌头碱使心率减慢，大剂量则引起心律不齐，甚至心室颤动。

【用法用量】内服：煎汤，3～9克；或研末，1～2克；或入丸、散。内服须炮制后用；入汤剂应先煎1～2小时，以减低其毒性。外用：适量，研末撒或调敷。

【方剂选用】①治历节不可屈伸、疼痛，亦治脚气疼痛、不可屈伸：麻黄、芍药、黄芪各150克，甘草150克（炙），川乌头5枚（以蜂蜜2升煎取1升，取出川乌头）。前4味均研为末，以水3升煮取1升，去渣，放入煎过乌头的蜜，再煎。每次服0.7升，不愈则尽服之。②治风寒湿痹、麻木不仁：生川乌头，去皮、尖，研为末。取香熟白米半碗、川乌头药末20克，用慢火熬熟，稀薄不稠，下少许姜汁、3匙蜂蜜，搅匀，空腹饮之，温时服最佳。如是中湿，则再加薏苡仁末10克，米加至1碗。③治偏正头痛：川乌头、天南星各等分，研为末，葱白连须捣烂调末，贴于痛处。

松　节

【别名】黄松木节、油松节、松郎头。

【来源】松科松属植物马尾松枝干的结节。

【性味】温，苦。

【药材性状】干燥松节呈不规则的块状或片状，大小粗细不等，一般长5～10厘米，厚1～3厘米。表面黄棕色至红棕色，纵断面纹理直或斜，较均匀。横切面较粗糙，中心为淡棕色，边缘为深棕色而油润。质坚硬，不易折断，断面呈刺状。有松节油气，味微苦。

【药理作用】本品有镇痛、抗炎作用。

【用法用量】内服：煎汤，15～25克；或浸酒、醋等。外用：适量，浸酒涂搽；或炒后研末调敷。

【注意事项】阴虚血燥者慎服。

丁公藤

【别名】麻辣子、包公藤。

【来源】旋花科丁公藤属植物丁公藤的藤茎。

【性味】温，辛。有小毒。

【药材性状】本品多为斜切的段或片，直径1～10厘米，斜片厚1～2.5厘米，短段长3～5厘米。外皮灰黄色、灰褐色或浅棕褐色，稍粗糙，有浅沟槽及不规则纵裂纹或龟裂纹，皮孔点状或疣状，黄白色。老的栓皮呈薄片剥落。质坚硬，纤维较多，不易折断。切片椭圆形，黄褐色或浅黄棕色，异型维管束呈花朵状或块状，木质部导管呈点状。无臭，味淡。

【药理作用】①对免疫功能的作用：丁公藤注射液皮下注射可提高大鼠外周血淋巴细胞酸性α－醋酸萘酯酶（ANAE）阳性的淋巴细胞百分比，还可显著降低白细胞移行指数，提高特异性玫瑰花结形成细胞数和中性白细胞吞噬率，表明丁公藤对细胞免疫和体液免疫均有促进作用。②抗炎作用：给予东莨菪素（从丁公藤中提取的有效成分）腹腔注射25毫克/千克，对蛋清和组织胺诱发的大鼠足肿胀均有明显的保护作用，持续作用4小时以上。

【用法用量】内服：煎汤，5～10克或浸酒。外用：浸酒外搽。

闹羊花

【别名】黄杜鹃、玉枝、羊不吃草、羊踯躅花、踯躅花、惊羊花、老虎花、石棠花。

【来源】杜鹃花科杜鹃花属羊踯躅的干燥花。

【性味】温，辛。有毒。

【药材性状】本品数朵花簇生于一总柄上，多脱落为单朵，灰黄色至黄褐色，皱缩。花萼5裂，裂片半圆形至三角形，边缘有较长的细毛；花冠钟状，筒部较长，约至2.5厘米，顶端卷折，5裂，花瓣宽卵形，先端钝或微凹；雄蕊5个，花丝卷曲，等长或略长于花冠，中部以下有茸毛，花药红棕色，顶孔裂；雌蕊1个，柱头头状；花梗长1～2.8厘米，棕褐色，有短茸毛。气微，味微麻。

【药理作用】①镇痛作用：用小白鼠热板法、电击法，兔中枢神经系统总和法均证明口服闹羊花煎剂有显著的镇痛作用，但治疗指数低，安全范围较窄。②抗菌和杀虫作用：闹羊花煎剂在体外对金黄色葡萄球菌、白喉杆菌、炭疽杆菌和乙型链球菌有较强的抑制作用。

【用法用量】内服：研末，0.3～0.6克；煎汤，0.3～0.6克；或入丸、散；或浸酒。外用：适量，研末调敷，或鲜品捣敷。

【方剂选用】①治风湿痹、身体手足收摄不遂、肢节疼痛、言语謇涩：闹羊花不限多少，酒拌，上笼蒸约一餐饭的时间，取出晒干，捣罗为末。每次用牛乳0.1升，加热，调下5克。②治妇人血风走注，随所留止疼痛：闹羊花、干蝎（全者、炒）、乌头（炮炙，去皮、脐）各25克，地龙20条（阴干）。上4味均捣罗为末，加蜂蜜做成如小豆大小的丸，每次服5～7丸，煎荆芥酒调下，每日2次。③治头痛，不论偏正新久，但夏月欲重绵包裹者并效：闹羊花5克（净末），槿树花5克（净末），大枫子2.5克（白肉去油）。共研为末，每次服30克，以葱、酒调服，洗浴发汗后则自愈。

徐长卿

【别名】鬼督邮、石下长卿、别仙踪、料刁竹、钓鱼竿、逍遥竹、一枝箭、英雄草、一枝香、线香草、小对叶草、天竹。

【来源】萝藦科白前属植物徐长卿的干燥根及根茎，或带根全草。

【性味】温，辛。

【药材性状】根茎不规则柱状，有盘节，长0.5～3.5厘米，直径2～4毫米。有的顶端附圆柱形残茎，长1～2厘米，断面中空；根簇生于根茎节处，圆柱形，细长而弯曲，长10～16厘米，直径1～1.5毫米。表面淡黄棕色至淡棕色，具微细的纵皱纹，并有纤细须根。质脆，易折断，断面粉性，皮部类白色或黄白色，形成层环淡棕色，木部细小。气香，味微辛，凉。全草带有根部，茎单一或少有分枝，长20～60厘米，直径1～2毫米；表面淡黄绿色，基部略带淡紫色，具细纵纹，或被毛；质稍脆，折断面纤维性。叶对生，叶片扭曲，易破碎，完整者长披针形，表面淡黄绿色，具短柄或几无柄。

【药理作用】小鼠腹腔注射徐长卿提取液，能显著减少自发活动，但并不延长巴比妥类的睡眠时间，也有镇痛作用。家兔静脉注射则可出现短时间惊厥。上述制剂能降低狗、家兔和大鼠的血压，因此，除牡丹酚外，徐长卿尚含其他降压成分。徐长卿可减慢正常动物的心率。连续给药7日不能防止家兔静脉滴注垂体后叶素引起的心肌急性缺氧性心电图变化。

【用法用量】内服：煎汤，3～10克，不宜久煎；研末，1～3克；或入丸剂，或泡酒饮。外用：煎汤洗或涂敷；或用鲜品捣敷。

【方剂选用】①治风湿痛：徐长卿根24～30克，猪瘦肉120克，老酒60克，酌加水煎成半碗，饭前服，每日2次。②治慢性腰痛：徐长卿、虎杖各9克，红四块瓦5克，均研为末，每次取0.6～1克，以温开水送服，每日2～3次。③治外伤肿痛：鲜徐长卿根、生栀子各等量，同捣烂外敷；另用徐长卿9克，煎水，服时兑适量黄酒。

【注意事项】孕妇慎服。

两面针

【别名】上山虎、下山虎、金椒、两边针、鸟不踏、入地金牛。

【来源】芸香科花椒属植物两面针的根或枝叶。

【性味】平，苦、辛。有小毒。

【药材性状】药材为不规则块片或短段，长2～20厘米，厚0.5～6厘米。表面淡棕黄色或淡黄色，有鲜黄色或黄褐色类圆形皮孔。切断面较光滑，皮部淡棕色，木部淡黄色，可见同心性环纹及密集的小孔。质坚硬。气微香，味辛辣，麻舌且苦。

【药理作用】有镇痛作用，与戊巴比妥钠有协同作用；对溶血性链球菌及金黄色葡萄球菌有较强的抑制作用；对乙酰胆碱及氯化钡所致肠肌收缩有明显的抑制作用；对多种癌细胞有明显的抑制作用。本品还有镇静、强心、降压、松弛平滑肌、抗菌及局部麻醉的作用。

【用法用量】内服：5～10克，煎汤；研末，1.5～3克；或浸酒服。外用：适量，研末调敷或煎水洗患处。

【方剂选用】①治毒攻手足、疼痛顽麻：两面针根1000克（细剉），加水10升，煮沸5～7次，去渣，避风淋蘸。②治风湿骨痛：两面针根皮15克，鸡蛋1个，水煎服。③治牙痛：两面针干根25克，水煎服；将根研成粉，每次取2.5克，水冲服。④治跌打损伤、风湿骨痛：两面针根50克，泡酒500毫升，7日后可服，每次服5～10毫升，每日3次；或用两面针根15～25克，煎服。⑤治烫伤：两面针干根，研成粉撒于患处，在撒粉前先用两面针煎水外洗。

寻骨风

【别名】清骨风、猫耳朵、穿地节、地丁香、黄木香、白面风、兔子耳。

【来源】马兜铃科马兜铃属植物绵毛马兜铃的地上部分。

【性味】平，辛、苦。

【药材性状】干燥的根茎呈细圆柱形，长40～50厘米，直径约2毫米，外表淡棕红色至黄赭色，有纵皱纹，节处有须根或残留的圆点状根痕。断面纤维性，类白色、淡棕色，纤维层和导管群极为明显。干燥全草的茎细长，外被白绵毛；叶通常皱折或破裂，淡绿色，两面均密被白绵毛。气微香，味微苦，以根茎红棕色者为佳。

【药理作用】寻骨风有镇痛作用，其总生物碱部分扭体反应抑制率为81.1%，而非生物碱部分扭体抑制率为53.8%。寻骨风醇提取物对大鼠和小鼠均具有显著的抗着床作用，从寻骨风中提取的马兜铃酸A对小鼠具有显著的抗着床和抗早孕活性，对大鼠仅在服大剂量醇提取物时有效。

【用法用量】内服：煎汤，10～20克；或浸酒。

【方剂选用】①治风湿关节痛：寻骨风全草25克，五加根50克，地榆25克，酒、水各半，煎浓汁服。②治疟疾：寻骨风根长约15厘米，剪细，放碗内，加少量水，放饭上蒸出汁，分3次连渣服，每隔4小时服1次，最后1次在疟发前2小时服下。③治痈肿：寻骨风50克，车前草50克，苍耳草10克，水煎服，每日1剂，分2次服。

海桐皮

【别名】钉桐皮、鼓桐皮、丁皮、刺桐皮、刺通、接骨药。

【来源】豆科刺桐属植物刺桐的树皮或根皮。

【性味】平，苦、辛。

【药材性状】干燥干皮，呈半筒状或板片状，长30～60厘米，厚1～2毫米，外表灰棕色或灰黑色，有稀疏纵裂纹及较密的黄色皮孔，边缘不整齐，微突起或平钝；皮上有大形钉刺，刺尖有时被磨去，可以剥落；基部圆形或长圆形而纵向延长；内表面黄棕色或红棕色，平滑，有细纵纹。质硬而韧，易纵裂，不易横断。断面黄白色或淡黄色，富纤维性。气微香，味苦。以皮张大、钉刺多者为佳。

【药理作用】海桐皮水浸剂在试管内对蓝色毛癣菌、许兰氏黄癣菌、铁锈色小芽孢癣菌、腹股沟表皮癣菌等皮肤真菌均有不同程度的抑制作用。海桐皮在体外对金黄色葡萄球菌有抑制作用。

【用法用量】内服：煎汤，10～20克；或泡酒饮。外用：煎水洗、浸酒搽、研末调敷。

【方剂选用】①治风湿两腿肿满疼重、百节拘挛痛：海桐皮50克，羚羊角屑、薏苡仁各100克，防风、羌活、筒桂（去皮）、赤茯苓（去皮）、熟地黄各50克，槟榔50克。上药均研为散，每次取15克，加适量水和5片生姜，同煎，去渣，温服。②治腰膝痛不可忍：海桐皮100克，牛膝、川芎、羌活、地骨皮、五加皮各50克，甘草25克，薏苡仁100克，生地黄500克。上药均洗净，焙干，细剉；生地黄切开，用药袋包裹；将全部药物放入无灰酒中浸泡，冬天浸27日，夏天浸17日，然后煮熟。空腹时饮200毫升，每日早、午、晚各1次，令微醺。喝时不用添减。禁毒食。③治脚挛不能伸举：海桐皮、当归（去芦，洗净，焙干）、牡丹皮（去心）、熟干地黄、牛膝（去芦，酒浸，焙干）各50克，山茱萸、补骨脂各25克。上药均研为细末，每次取5克，加适量水和葱白，煎后去渣，温服。

【注意事项】血虚者不宜服，腰痛非风湿者不宜用。

八角枫

【别名】白金条、白龙须、白筋条、八角梧桐、八角将军、五角枫、花冠木。

【来源】八角枫科八角枫属落叶小乔木八角枫的侧根、须状根、叶、花。

【性味】微温，辛、苦。有毒。

【药材性状】根呈长圆柱形，略弯曲，长短不一，直径2～12毫米。表面黄棕色至灰褐色，栓皮纵裂，有时剥离。质坚脆，断面黄白色，粉性。气微，味淡。

【药理作用】本品有肌肉松弛、镇痛、抗早孕、抗着床、兴奋离体兔肠及子宫平滑肌等作用。

【用法用量】内服：煎汤，须根1～3克，根3～6克，或泡酒饮。外用：捣敷或煎水洗。

【方剂选用】①治风湿麻木：八角枫男用12.5克，女用7.5克，泡酒300毫升，每次服药酒25毫升。②治风湿麻木瘫痪：八角枫10克，红活麻15克，岩白菜50克，炖肉吃。或八角枫5克，野青菜20克，猪肉500克，将药切碎炖肉，1次服完，服后12小时内麻木出汗，手脚无力。③治鹤膝风：八角枫25克，松节15克，红、白牛膝各15克，切细，加烧酒500毫升浸泡，每次服药酒25毫升，常服。

【注意事项】有毒，孕妇忌服，小儿和年老体弱者慎用。

威灵仙

【别名】铁脚威灵仙、能消、灵仙、黑脚威灵仙、黑骨头。

【来源】毛茛科植物威灵仙的干燥根及根茎。

【性味】温，辛、咸、微苦。

【药材性状】威灵仙根茎横长，呈圆柱状，长1.5～10厘米，直径0.3～1.5厘米，两侧及下方着生多数细根；表面淡棕黄色至棕褐色，皮部常脱裂而呈纤维状，节隆起，顶端常残留木质茎基；质较坚韧，断面纤维性。根细长圆柱形，稍扭曲，长7～15厘米，直径0.1～0.3厘米；表面棕褐色或黑褐色，有细纵纹，有时皮部脱落，露出淡黄色木部；质硬脆，易折断，断面皮部较宽，木部淡黄色，略呈方形，皮部与木部间常有裂隙。气微，味微苦。

【药理作用】①镇痛作用：热板法实验表明，腹腔注射威灵仙煎剂2.5克/千克，能提高小鼠痛阈，并且酒炙品的镇痛作用较强且持久。②利胆作用：100%威灵仙煎剂和200%醇提取物3～4毫升/千克灌胃，均能促进大鼠胆汁分泌。200%醇提取物0.5～1毫升/千克静脉注射能迅速促进麻醉犬胆汁分泌及松弛胆总管末端的括约肌，更有利于胆汁分泌。

【用法用量】内服：煎汤，6～9克，治骨鲠咽喉可用至30克；或入丸、散；或泡酒饮。外用：捣敷，或煎水熏洗。

【方剂选用】①治手足麻痹，时发疼痛，也可治打扑伤损、瘫痪等症：威灵仙250克（炒），生川乌、五灵脂各200克，均研为末，和醋做成梧桐子大小的丸，每次服7丸，用盐开水调下。②治中风（症见手足不遂、口眼㖞斜）、筋骨关节诸风、腰膝疼痛、伤寒头痛、鼻流清涕、皮肤风痒、瘰疬、痔疮、大小肠秘、妇人经闭：威灵仙适量，洗焙研为末，以好酒和令微湿，入竹筒内，塞牢口，九蒸九曝，如干，则添酒重洒之，加白蜜做成如梧桐子大小的丸。每次服30丸，以酒调下。③治肾脏风壅、腰膝沉重：威灵仙末加蜂蜜做成如梧桐子大小的丸，每次以温酒调服80丸。平明微利恶物，如青脓胶，即是风毒积滞，如未利，再服100丸，取下，后食粥补之1个月，仍常服温补药。

【注意事项】气虚血弱，无风寒湿邪者忌服。

木　瓜

【别名】木瓜实、铁脚梨。

【来源】蔷薇科木瓜属植物贴梗海棠的干燥近成熟果实。

【性味】温，酸。

【药材性状】多呈纵剖对半的长圆形，长4～9厘米，宽2～5厘米，厚1～2.5厘米。外表面紫红色或红棕色，有不规则的深皱纹；剖面边缘向内卷曲，果肉红棕色，中心部分凹陷，棕黄色。种子扁长三角形，多脱落，质坚硬。气微清香，味酸。

【用法用量】内服：煎汤，10～15克；浸酒或入丸、散。外用：捣敷。

【方剂选用】①治吐泻转筋：

木瓜1个（大的切成4块），陈仓米150克，水煎，去渣，时时温服之；或木瓜汁适量，木香末5克，以热酒调下，不拘时；或木瓜干50克，吴茱萸25克（烫7次），茴香0.5克，甘草5克（炙），均剉为散，每次取200克，加适量水，3片姜，10叶紫苏，煎至七分，去渣，饭前服。②治呕吐：木瓜（末）、麝香、腻粉、木香（末）、槟榔（末）各适量，加面粉做成如小黄米大小的丸，每次服12丸，甘草水调下，不拘时候。③治泄泻不止：米豆子100克，木瓜、干姜、甘草各50克，均研为细末，每次取10克，以米汤调下，不拘时候。

伸筋草

【别名】宽筋藤、太岁葛、火炭葛、铺筋草、抽筋草、分筋草、过筋草、地棚窝草。

【来源】石松科石松属植物石松的干燥全草。

【性味】平，苦、辛。

【药材性状】本品匍匐茎呈细圆柱形，略弯曲，长可达2米，直径1～3毫米，其下有黄白色细根；直立茎作二叉状分枝。叶密生茎上，螺旋状排列，皱缩弯曲，线形或针形，长3～5毫米，黄绿色至淡黄棕色，无毛，先端芒状，全缘，易破碎。质柔软，断面皮部浅黄色，木部类白色，无臭，味淡。

【药理作用】本品有利尿、增进尿酸排泄作用，对痢疾杆菌有抑制作用。石松碱有明显的解热、镇痛作用。

【用法用量】内服：煎汤，6～15克；或浸酒。外用：适量，捣敷。

【方剂选用】①治关节酸痛：伸筋草9克，虎杖根15克，大血藤9克，水煎服。②治关节酸痛、手足麻痹：伸筋草30克，丝瓜络15克，爬山虎15克，大活血9克，水、酒各半煎服。③治肺痨咳嗽：伸筋草、紫金牛、枇杷叶各9克，水煎服。④治跌打损伤：伸筋草15克，苏木、土鳖虫各9克，红花6克，水煎服。

路路通

【别名】枫实、枫木上球、枫香果、枫果、聂子、狼目、枫球子、狼眼、枫树球、九空子。

【来源】金缕梅科枫香属植物枫香树的干燥成熟果实。

【性味】平，苦。

【药材性状】聚花果由多数小蒴果集合而成，呈球形，直径2～3厘米。基部有总果梗。表面灰棕色或棕褐色，有多数尖刺及喙状小钝刺，长0.5～1毫米，常折断，小蒴果顶部开裂，呈蜂窝状小孔。体轻，质硬，不易破开，气微，味淡。

【药理作用】①对肝脏的作用：在路路通7种分离提取的成分中，其甲醇提取物白桦脂酮酸具有明显的抗肝细胞毒活性，即在体外试验中，可对由四氯化碳以及氨基半乳糖诱导的初次培养的大鼠肝细胞的细胞毒性有明显的保护作用。其生药可用作保肝药。②抗炎作用：本品能抑制蛋清性关节炎肿胀的产生。

【用法用量】内服：煎汤，5～10克；或煅存性研末。外用：煅存性研末调敷或烧烟闻嗅。

海风藤

【别名】满坑香、荖藤、大风藤、岩胡椒。

【来源】胡椒科胡椒属植物风藤的藤茎。

【性味】微温，辛、苦。

【药材性状】干燥藤茎呈长圆柱形而扁，微弯曲，长15～60厘米，直径3～7毫米。表面粗糙，灰褐色或褐色，有纵向纹理。节膨大，节间长4.5～9厘米，节上不定根长短不等。横断面韧皮部窄，木质部与射线相间放射状排列，木部灰黄色，有许多小孔，射线灰白色，木质部与韧皮部交界处有小洞，故横切面边缘可见小洞成环状，中央有灰褐色髓。质轻而脆，折断时纤维状，气清香，味辛。

【药理作用】本品能增加冠状动脉血流量，提高心肌对缺氧的耐受力，以及增加心肌局部缺血的侧支循环血流量。

【用法用量】内服：煎汤，6～15克，大剂量可用至30克；或泡酒饮。

【方剂选用】①治跌打损伤：海风藤、大血藤、竹根七、山沉香、红牛膝、地乌龟，泡酒饮。②治支气管哮喘、支气管炎：海风藤、追地风各100克，用白酒500毫升浸泡1周，日服2次，每次10毫升，早晚空腹服。服时不可加温，否则失效。

【注意事项】心脏病人及孕妇忌服，感冒及月经期暂停服。

臭茉莉

【别名】臭矢茉莉。

【来源】马鞭草科大青属植物重瓣臭茉莉的根或根皮。

【性味】微温，苦、辛。

【药材性状】干燥茎叶，茎多切成斜片。老茎直径达1.5～2厘米，皮暗红色，具纵裂痕，皮孔不显；断面中心髓部较大，白色，木部微黄色。幼枝皮黄绿色，可见锈色毛茸；髓部直径达3毫米，外皮不易剥离，叶肾状卵形，被细茸毛，干燥后多皱缩卷曲。叶有臭气，味辛、微苦。

【用法用量】内服：煎汤，15～30克；或入丸剂。外用：煎水洗或取根、皮捣敷。

【方剂选用】①治风湿性关节炎、腰腿痛、瘫痪、脚气水肿：臭茉莉干根100克，煎水服。②治风湿骨瘤、脚气水肿、白带、高血压、支气管炎：臭茉莉根、叶各50克，水煎服。③治脚气、脚痛：臭茉莉根炖鸡食，服用2～3次即止。④治痔疮、脱肛：臭茉莉干根适量，煎水坐浴。⑤治皮肤瘙痒、疥疮疱疹：臭茉莉鲜叶适量，煎水洗患处。

【注意事项】孕妇慎服。

重阳木

【别名】秋风、胡杨、红桐、茄苳树、赤木、水梁木、三叶红、鸭脚枫、千金不倒、丢了棒。

【来源】大戟科重阳木属植物重阳木的根、树皮。

【性味】凉，辛、涩。

【药材性状】3小叶复叶互生，顶生小叶柄长2～5厘米，侧生小叶柄长0.5～2厘米；叶片近革质，棕绿色，卵形、矩圆形或椭圆状卵形，长7～15厘米，宽4～8厘米，先端渐尖，基部宽楔形，边缘有波状齿。气微，味微辛、涩。

【用法用量】内服：煎汤，15～25克；或泡酒饮。外用：捣敷或煎水洗。

【方剂选用】①治膈食反胃：鲜重阳木叶100克，桃寄生、苦杏仁、白毛藤、水剑草、鹿含草各25克，加水2碗半煎至1碗，分为4份，每隔2小时泡红糖服1份，每日4次，服完为1剂量，连续服用10余日。服药期间忌食鸡蛋、鸭蛋。②治痈疽无名肿毒：鲜重阳木叶适量，捣烂敷患处。③治风湿骨痛：重阳木根或树皮9～15克，泡酒喝，并用药酒外搽。

【注意事项】孕妇慎服。

文冠果

【别名】文冠花、文光果、崖木瓜、文冠木。

【来源】无患子科文冠果属植物文冠果的木材及枝叶。

【性味】平，甘、微苦。

【药材性状】茎干木部呈不规则的块状，表面红棕色或黄褐色，横断面红棕色，有同心性环纹，纵剖面有细皱纹。枝条多为圆柱形，表面黄白色或黄绿色，断面有年轮环纹，外侧黄白色，内部红棕色。气微，味甘、涩、苦。

【药理作用】文冠果种子含油量为35%～40%，种仁含油量为72%。文冠果油不饱和脂肪酸含量高，不含对人体有害的芥酸，是十分难得的上好油品，油色黄而透明，食用味美，且具药用功效，其中的亚油酸具有较好的降血压作用。食用文冠果油可有效预防高血压病。

【用法用量】内服：煎汤，3～9克，或熬膏，每次3克。外用：适量，熬膏敷。

排钱草

【别名】龙鳞草、午时合、金钱草、午时灵、叠钱草、双排钱、金钱豹、四季春、钱串草、双金钱、纸钱剑、猎狸尾草。

【来源】豆科排钱树属植物排钱草的根及枝叶。

【性味】平，淡、苦。

【药材性状】灌木，高0.6～1米。枝纤细，被柔毛。3出复叶，顶端小叶矩圆形，长6～12厘米，侧生小叶比顶生的小2倍，先端钝，或近尖，基部浑圆形，边缘稍作波浪形，革质，上面绿色，秃净或两面均被小柔毛；叶柄长6～8毫米。总状花序顶生及侧生，长8～30厘米或过之，由12～60个伞形花序或丛生花序组成，每一伞形花序隐藏于2个长1～3厘米的圆形、叶状的苞片内；花柄长2～3毫米，与萼同被短柔毛；萼长约2毫米，裂齿披针形；花冠蝶形，白色，长约6毫米，旗瓣椭圆形，翼瓣贴生于龙骨瓣；雄蕊10个，2体；雌蕊1个，花柱内弯。荚果矩圆形，秃净或被小柔毛，边缘具睫毛，通常有节2个。

花期7—9月。

【药理作用】从排钱草根中提取的总生物碱、茎叶中提取的有效成分，其主要成分是含有多个羟基的总黄酮，有抗炎、抗氧化、抗动脉粥样硬化等多方面的作用。

【用法用量】内服：煎汤，6～15克，鲜品60～120克；或浸酒。外用：捣敷。

【方剂选用】①治感冒、发热：排钱草干叶30克，水煎服。②治关节炎：排钱草200克，黄酒100克，加适量水煎服。③治腹水：排钱草150克，水煎服。④治锁喉风、牙痛：排钱草100克，水煎服。⑤治跌打损伤：排钱草根60～90克，洗净，和酒适量炖服，每日2次。⑥治血吸虫病，肝脾肿大：排钱草根30克，加水3碗，煎成1碗，1次服完。隔日1剂，7剂（14日）为1个疗程，根据病情可用1～2个或多个疗程，疗程间隔为7～14日。⑦治急性传染性肝炎：排钱草根30克，茵陈9克，甘草6克。上为1日量，制成浸膏片，分2～3次，饭后服。有黄疸的病例，每日加用积雪草、车前草各9～15克，水煎当茶饮，至黄疸消退。

九里香

【别名】千里香、五里香、七里香。

【来源】芸香科植物九里香的干燥叶和带叶嫩枝。

【性味】温，辛、微苦。

【药材性状】九里香嫩枝呈圆柱形，直径1～5毫米。表面灰褐色，具纵皱纹。质坚韧，不易折断，断面不平坦。羽状复叶有小叶3～9片，多已脱落；小叶片呈倒卵形或近菱形，最宽部在中部以上，长约3厘米，宽约1.5厘米；先端钝，急尖或凹入，基部略偏斜，全缘；黄绿色，薄革质，上表面有透明腺点，小叶柄短或近无柄，下部有时被柔毛。气香，味苦、辛，有麻舌感。

【药理作用】①局部麻醉作用：九里香注射液在外科大、中、小手术时可用作局部浸润麻醉。小叶九里香还可用于表面麻醉。②降血糖作用：给大鼠喂九里香和芥菜的叶可引起低血糖，原因是它能显著地提高糖原合成酶的活性，促进糖原合成，明显地降低糖原磷脂化酶和糖原异生作用酶的活性，减少糖原分解和糖原异生，从而使肝糖原含量升高。

【用法用量】内服：煎汤，6～12克；或入散剂；或泡酒饮。外用：捣敷或煎水洗。

铃　兰

【别名】草玉铃、香水花、芦藜花、鹿铃草、糜子草、扫帚糜子、草玉兰、小芦藜、草寸香。

【来源】百合科铃兰属植物铃兰的全草或根。

【性味】温，甘、苦。有毒。

【药材性状】根茎细长，黄白色；须根多数，淡褐色。叶2枚，稀3枚，卷缩，展平后呈椭圆形或椭圆状披针形，绿色至黄绿色；基部有数枚鞘状的膜质鳞片。气微，味微苦，以叶绿色、具花者为佳。

【药理作用】①强心作用：铃兰叶、茎或全草浸液，全草的醇提取液皆有洋地黄样作用，对冷血及温血动物均能加强心肌收缩力，对衰竭心脏作用更显著；它能减慢心率，抑制传导，表现强心苷的作用特点。②镇静作用：铃兰毒苷（CVT）对大鼠皮层有抑制作用，使条件反射潜伏期延长，条件反射量降低，大剂量可使非条件反射受到抑制，可能是药物抑制作用扩散至皮层下中枢的结果。③利尿作用：铃兰在临床上能使患者安静，改善睡眠，减少不安情绪，因而具有镇静的作用。铃兰毒苷能增加正常或患有心肌炎的大鼠、猫的心肌糖原含量，但作用较毒毛花苷弱。

【用法用量】内服：煎汤，3～6克；研末，每次0.3～0.6克；或制成酊剂、注射剂用。外用：煎水洗或烧灰研末调敷。

【方剂选用】①治丹毒：铃兰50克，煎水洗。②治紫癜：铃兰适量，烧灰研粉，以菜油调涂。③治跌打损伤：铃兰15克，红三七10克，红白二丸2.5克，四块瓦2.5克，水煎服，以黄酒为引。④治崩漏白带：铃兰、益母草各15克，红白鸡冠花、红毛七各10克，红花7.5克，石泽兰5克，水煎服，以黄酒为引。

【注意事项】本品有毒，勿过量。急性心肌炎、心内膜炎者忌用。

毛麝香

【别名】麝香草、凉草、五凉草、酒子草、毛老虎、饼草、香草。

【来源】双子叶植物玄参科毛麝香属植物毛麝香的全草。

【性味】温，辛、苦。

【药材性状】干燥全草长20～30厘米，根残存，茎粗2～4毫米，有分枝，外表黑褐色，有浅纵皱，被疏长毛，质坚易折断，中空，稍呈纤维性。叶极皱缩，上面黑褐色，下面浅棕褐色，被柔毛，密具凹下的腺点。花多已结果，萼宿存，茶褐色，5裂，其中1裂片显著长大。蒴果茶褐色至黄棕色。香气浓烈，味稍辣而凉，以芳香、无杂质者为佳。

【药理作用】该药芳香透发，含有多种挥发性芳香物质，可治感冒、受凉腹痛，可祛风湿，治小儿麻痹症初期，治荨麻疹、湿疹、跌打损伤及肿痛，有解毒消炎作用，可治痈疖肿毒、各种虫类咬伤。

【用法用量】内服：煎汤10～15克。外用：取适量鲜品捣烂敷患处或煎水洗。

【方剂选用】①治哮喘：毛麝香净叶切丝，配洋金花卷烟吸。②治臊鼠咬伤：毛麝香适量，煎水洗或捣敷；再和苦楝树叶100克，煎水饮之；另以甘蔗煎水洗。

【注意事项】孕妇慎用。

祛风湿清热药

本类药物多性寒，味辛、苦，入肝、肾、脾经，具有祛风胜湿、通络止痛、清热消肿等作用。

防　己

【别名】瓜防己、汉防己。

【来源】防己科千金藤属植物粉防己的块根。

【性味】寒，苦、辛。

【药材性状】块根呈不规则圆柱形、半圆形或块状，多弯曲，长5～10厘米，直径1～5厘米。表面淡灰黄色，在弯曲处常有深陷横沟而成结节状的瘤块样。体重，质坚实，断面平坦，灰白色，富粉性，有排列较稀疏的放射状纹理，气微味苦。

【药理作用】有明显的镇痛、解热、抗炎、抗过敏性休克、利尿、降压、肌肉松弛等作用。在体内，汉防己、木防己均有抗阿米巴原虫的作用。

【用法用量】内服：煎汤，7.5～15克；或入丸、散。

【方剂选用】①治皮水为病，四肢肿，水气在皮肤中，四肢肌肉跳动：防己15克，黄芪15克，桂枝15克，茯苓30克，甘草10克。上5味以水3升煮取0.6升，分3次温服。②治风水脉浮，身重汗出、恶风者：防己20克，甘草10克（炒），白术15克，黄芪20克（去芦）。上药均剉成麻豆大小，加生姜4片，大枣1枚，以水适量煎，去渣，温服。

【注意事项】食欲不振及阴虚无湿热者禁服。

独一味

【别名】巴拉努努、吉布孜、

哈吾巴拉、达干木、达折合巴。

【来源】唇形科独一味属植物独一味的根、根茎或全草。

【性味】平，甘、苦。

【药材性状】根呈圆锥形，长10～15厘米，直径7～16毫米，表面棕黄色，具浅槽、棱及皱纹；质脆，易折断，断面边缘浅棕色，内环黄白色，中心枯朽。茎呈方柱形，表面粗糙，被毛。叶暗绿色或褐绿色，多皱缩。完整者展平后呈菱形、扇形、肾形或三角形，先端圆，边缘有钝齿，两面均有毛。轮伞花序，花序轴密生短柔毛；花冠二唇形，紫色，多已脱落；宿萼聚集，表面观呈蜂窝状，萼齿5，外被疏刚毛，齿端具刺尖。气微香，味微甜，后微涩。

【用法用量】内服：浸酒或入散剂，5～10克。

【方剂选用】①治疗上环后出血：独一味片口服，每次3片，每日3次，7日为1个疗程。治疗120例，结果：月经量多38例，治愈28例，无效10例；月经期延长40例，治愈38例，无效2例；月经周期间断出血22例，治愈19例，无效3例；上环后出血伴盆腔炎20例，治愈20例，无效0例。合计治愈率为87.5%。②治疗褥疮：首先将独一味胶囊粉剂用凡士林搅拌成膏待用。创面不用无菌消毒，用独一味膏直接外敷于创面并用纱布包扎，视创面深度或感染程度，每日换药1～2次；观察30例，褥疮创面共48处，结果：48处创面全部治愈。

马钱子

【别名】番木鳖、苦实把豆儿、火失刻把都、苦实、马前、牛银。

【来源】马钱科马钱子属植物马钱的种子。

【性味】寒，苦。有毒。

【药材性状】干燥成熟的种子呈扁圆形，纽扣状，略弯曲，边缘微隆起，常一面稍凹下，另一面稍突起，直径1～3厘米，厚3～6毫米，表面灰棕色或灰绿色，密生匍匐的银灰色毛茸，呈辐射状排列，有丝光，底面中央有一稍突出的圆点，边缘有一小突起，在圆点与小突起之间有一条棱线。质坚硬，难破碎，破开后种仁淡黄白色，稍透明，角质状。纵切面可见心形的子叶。无臭，味极苦。毒性剧烈，口尝宜特别谨慎。

【药理作用】本品有中枢兴奋（首先兴奋脊髓反射，其次兴奋延髓呼吸中枢和血管运动中枢，大量引起惊厥）、镇痛、镇咳、麻痹感觉神经末梢及促进淋巴细胞有丝分裂的作用，并对一些皮肤真菌或细菌有抑制作用。

【用法用量】内服：炮制后入丸、散，每次用0.2～0.6克，大剂量可用至0.9克。外用：研末撒，浸水、醋磨、煎油涂敷或熬膏摊贴。

【方剂选用】①治喉痹作痛：马钱子、青木香、山豆根各等分，研为末吹喉。②治缠喉风肿：马钱子1个，木香1.5克，同磨水，调熊胆1.5克，胆矾2.5克，以鸡毛扫患处。③治中耳炎：马钱子25克，焙黄去毛皮，用胡麻油50毫升煎之，至漂起为度，去马钱子，留油备用。治疗时先洗去脓垢，然后滴入药油2滴，1日2次。

【注意事项】不可多服，亦不宜久服。体质虚弱者及孕妇禁服，高血压病、心脏病及肝、肾功能不全者亦应禁服或慎服。麝香、延胡索可增强马钱子的毒性，故不宜同用。

雷公藤

【别名】黄藤根、黄药、水莽草、断肠草、菜虫药、三棱花、黄藤木、红药、红紫根、黄腊藤。

【来源】卫矛科雷公藤属植物雷公藤干燥根的木质部。

【性味】凉，苦、辛。有大毒。

【药材性状】根圆柱形，扭曲，常具茎残基。直径0.5～3厘米，商品常切成长短不一的段块。表面土黄色至黄棕色，粗糙，具细密纵向沟纹及环状或半环状裂隙；栓皮层常脱落，脱落处显橙黄色。皮部易剥离，露出黄白色的木部。质坚硬，折断时有粉尘飞扬，断面纤维性；横切面木栓层橙黄色，显层状；韧皮部红棕色；木部黄白色，密布针眼状孔洞，射线较明显。根茎多平直，有白色或浅红色髓部。气微、特异，味苦微辛，有大毒。

【药理作用】本品能抗炎、抑制免疫、抗生育、杀虫、抗菌、降低血液黏滞性、改善微循环及降低外周血管阻力，可使肾病患者蛋白尿消失或减少，还有抗肿瘤作用。

【用法用量】内服：煎汤，去皮根木质部分15～25克，带皮根10～12克，均需文火煎1～2小时；

也可制成糖浆、浸膏片等；若研粉装胶囊服，每次0.5～1.5克，每日3次。外用：研粉或捣烂敷，或制成酊剂、软膏涂擦。

【方剂选用】①治风湿性关节炎：雷公藤（根、叶）捣烂外敷，半小时后即去，否则会起泡。②治头癣：取雷公藤鲜根剥皮，将根皮晒干后磨成细粉，调适量凡士林或醋，涂患处（预先将患处洗净，去掉痂皮），每日1～2次。③治烧伤：雷公藤、乌韭各60克，虎杖30克，水煎，药液敷创面。④治手指瘭疽：雷公藤切碎，研末浸酒，置瓶中，将患指伸入浸之。

【注意事项】心、肝、肾器质性病变者，白细胞减少者慎服；孕妇禁服。

秦　艽

【别名】秦胶、秦纠、秦爪、左秦艽、大艽、左宁根、左扭。

【来源】龙胆科龙胆属植物秦艽的干燥根。

【性味】微寒，苦、辛。

【药材性状】根呈类圆柱形，上粗下细，扭曲不直，长10～30厘米，直径1～3厘米，表面黄棕色或灰黄色，有纵向或扭曲的纵皱纹，顶端有残存茎基及纤维状叶鞘。质硬而脆，易折断，断面略显油性，皮部黄色或棕黄色，木部黄色，气特异，味苦、微涩。

【药理作用】本品有抗炎、镇痛、解热、利尿、抗过敏性休克及抗组胺作用，并可使血压下降、心率减慢、血糖升高。其有效成分秦艽碱甲灌服或腹腔注射可减少小鼠自发活动，增强戊巴比妥钠对小鼠和大鼠的催眠作用。此外，秦艽碱甲还对组胺、乙酰胆碱所致肠痉挛有较强的抑制作用。水浸液有抑制皮肤真菌作用。乙醇浸液有抑制炭疽杆菌、副伤寒杆菌、痢疾杆菌、葡萄球菌、肺炎双球菌的作用。

【用法用量】内服：煎汤，5～10克；泡酒饮或研末入丸、散。外用：研末撒。

【方剂选用】①治痹、手足臃肿：秦艽2.5克，附子0.5克，放在一起研成粉末，饭后以酒调饮，每日3次，以愈为度。②治虚劳潮热咳嗽、盗汗不止：秦艽（去苗、土）、柴胡（去苗）、知母、甘草（剉，炙）各50克。上4味粗捣筛，每次服15克，以水150～300毫升煎至六分，去渣，温服，不计时候。③治肠胃湿热及有风而脱肛不止：秦艽35克（去芦，酒洗），水煎，空腹服，服后安卧1小时，渣再煎。④治一切疮口不合：秦艽研细末，掺之。⑤治久痈疽：秦艽25克，捣罗为末，涂敷疮上，以帛裹缚之，每日3次。

【注意事项】久痛虚羸、溲多、便溏者慎服。

络石藤

【别名】石鲮、明石、悬石、云珠、云丹、石蹉、石龙藤、石血、白花藤、红对叶肾、对叶藤。

【来源】夹竹桃科络石属植物络石的干燥带叶藤茎。

【性味】微寒，苦、辛。

【药材性状】藤茎呈圆柱形，弯曲，多分枝，长短不一，直径1～5毫米；表面红褐色，有点状皮孔及不定根；质硬，折断面纤维状，淡黄白色，常中空。叶对生，有短柄；展平后叶片呈椭圆形或卵状披针形，长1～8厘米，宽0.7～3.5厘米；全缘，略反卷，上表面暗绿色或棕绿色，下表面色较淡；叶脉羽状，下表面较清晰，稍凸起；革质，折断时可见白色绵毛状丝。气微，味微苦。

【药理作用】络石藤所含牛蒡苷可引起血管扩张、血压下降，使冷血及温血动物产生惊厥，大剂量可引起呼吸衰竭，并使小鼠皮肤发红、腹泻，对离体兔肠及子宫有抑制作用。

【用法用量】内服：煎汤，6～15克，大剂量可用至30克；泡酒饮，每次饮30～60克；或研末入丸、散。外用：研末调敷或捣汁涂。

【方剂选用】①小便白浊：络石藤、人参、茯苓各100克，龙骨50克（煅），共研为末，每次10克，空腹服，米汤送下，每日2次。②喉痹肿塞，喘息不通：络石藤50克，加水1升，煎成一大碗，细细饮下。③痈疽热痛：络石藤茎叶50克（洗净晒干），皂角刺50克（新瓦上炒黄），甘草节25克，大瓜蒌1个（取仁，炒香），乳香、没药各15克，各药混合后，每次取10克，加水1碗、酒半碗，慢火煎成1碗，温服。

【注意事项】阳虚畏寒、大便溏薄者禁服。

臭梧桐

【别名】臭桐、臭芙蓉、地梧

桐、八角梧桐、楸叶常山、矮桐子、楸茶叶、百日红。

【来源】马鞭草科大青属植物海州常山的嫩枝及叶。

【性味】平，苦、微辛。

【药材性状】小枝类圆形或略带方形，直径约3毫米，黄绿色，有纵向细皱纹，具黄色点状皮孔，密被短茸毛，稍老者茸毛脱落；质脆，易折断，断面木部淡黄色，髓部白色。叶对生，多皱缩卷曲，或破碎，完整者展平后呈广卵形或椭圆形，长7~15厘米，宽5~9厘米，先端渐尖，基部阔楔形或截形，全缘或具波状齿，上面灰绿色，下面黄绿色，两面均有短柔毛；叶柄长2~8厘米，密被短柔毛。花多枯萎，黄棕色，具长梗，雄蕊突出于花冠外；已结实者，花萼宿存，枯黄色，内有一果实，三棱状卵形，灰褐色，具皱缩纹理。气异臭，味苦、涩。

【药理作用】①降压作用：臭梧桐对麻醉或不麻醉的大鼠、兔、猫、犬，以及肾型高血压的大鼠和犬均有降压作用。②其他作用：臭梧桐煎剂给小鼠口服或腹腔注射，可使动物轻度镇静，但加大剂量亦不引起睡眠，也有一定镇痛作用。本品含有的臭梧桐素甲有明显的镇静作用，臭梧桐素乙有明显的镇痛作用，但二者均非原植物中主要降压成分。

【用法用量】内服：煎汤，干品10~15克，鲜品30~60克；或泡酒饮；或研末入丸、散。外用：煎水洗、捣敷，研末掺或调敷。

【方剂选用】①治男妇感受风湿或嗜饮冒风，以致两足酸软疼痛，不能步履，或两手牵绊，不能仰举：臭梧桐（花、叶、梗、子俱可采取，切碎，晒干，磨末）500克，豨莶草（炒，磨末）400克，和匀，做成如梧桐子大小的蜜丸，早晚以白开水送下20克。忌食猪肝、羊血等物。单用臭梧桐100克，煎汤饮，以酒过之，连服10剂。煎汤洗手足亦可。②治半肢风：臭梧桐叶并梗，晒干研末，共制1000克，加白蜜1000克做成丸，每天早上以白开水调下，晚上以酒调下，每次服15克。

【注意事项】臭梧桐经高热煎煮后，降压作用减弱。

丝瓜络

【别名】丝瓜网、丝瓜壳、瓜

络、丝瓜瓤。

【来源】葫芦科丝瓜属植物丝瓜成熟果实的维管束。

【性味】凉，甘。

【药材性状】本品为丝状维管束交织而成，多呈长菱形或长圆筒形，略弯曲，长30～70厘米，直径7～10厘米。表面淡黄白色。体轻，质韧，有弹性，不能折断。横切面可见子房3室，呈空洞状，气微，味淡。

【药理作用】本品水煎剂有镇痛、抗炎及镇静等作用。

【用法用量】内服：煎汤，5～15克；或烧存性研末，每次1.5～3克。外用：适量，煅存性研末调敷。

桑　枝

【别名】桑条、嫩桑枝。

【来源】桑科桑属植物桑的干燥嫩枝。

【性味】平，苦。

【药材性状】干燥的嫩枝呈长圆柱形，长短不一，直径0.5～1厘米。外表灰黄色或灰褐色，有多数淡褐色小点状皮孔及细纵纹，并可见灰白色半月形的叶痕和棕黄色的叶芽。质坚韧，有弹性，较难折断，断面黄白色，纤维性。斜片呈椭圆形，长约2毫米。切面皮部较薄，木部黄白色，射纹细密，中心有细小而绵软的髓。有青草气。

【药理作用】本品有显著的抗炎、降压作用。其浸出液对家兔及绵羊皆有显著的养毛效果。本品含桑色素有利尿、解痉、抗病原体的作用，并显示较强的抗癌活性。

【用法用量】内服：煎汤，50～100克；或熬膏。外用：煎水熏洗。

【方剂选用】①治水气脚气：桑枝100克，炒香，以水1升煎剩0.2升，每日空腹服之。②治高血压：桑枝、桑叶、茺蔚子各25克，加水1升，煎成600毫升，睡前泡脚30～40分钟，洗完睡觉。③治紫癜风：桑枝5000克（剉），益母草1500克（剉），以水50升慢火煎至5升，滤去渣，入小铛内，熬成膏，每夜卧时用温酒调服50毫升。

老鹳草

【别名】五叶草、老官草、五瓣花、老贯草、天罡草、五叶联、破铜钱、老鸹筋、五齿耙。

【来源】牻牛儿苗科老鹳草属植物老鹳草的干燥地上部分。

【性味】平，苦、微辛。

【药材性状】多数不带根，长30～50厘米，或已截成长6～8厘米的小段。茎粗2～5毫米，节明显膨大，节间长5～12厘米，多分枝，表面灰绿色，基部或带紫红色，有纵纹，并被稀疏的白毛，质较坚脆，断面粗纤维性，有空心。

【药理作用】老鹳草煎剂对金黄色葡萄球菌、乙型链球菌、肺炎球菌、卡他球菌、福氏痢疾杆菌及流感病毒均有较强的抑制作用。老鹳草在一定剂量下能抑制肠蠕动而有止泻作用，但大剂量能促进肠蠕动，可致泻下。醇沉煎剂有明显的镇咳作用。老鹳草的主要鞣质对Trp-P-2等诱导剂有抑制作用。老鹳草鞣质还有抗氧化作用。

【用法用量】内服：煎汤，9～15克；或泡酒饮；或熬膏。外用：捣烂加酒炒热敷，或制成软膏涂敷，或煎汤漱口、涂搽。

【方剂选用】①治风湿痹痛：老鹳草250克，桂枝、当归、赤芍、红花各18克，酒1升，浸1周，过滤，每次饮1小盅，每日饮用2次。②治腰扭伤：老鹳草根30克，苏木15克，煎汤，加血余炭9克，冲服，每日1剂，每日服2次。③治妇人经行，预染风寒，寒邪闭塞子宫，令人月经参差，前后日期不定，经行发热，肚腹膨胀，腰肋作疼，不能受胎：老鹳草25克，川芎10克，大蓟10克，吴白芷10克。以水酒1小杯做引，和水煎服。晚间服后忌风。④治急慢性肠炎、下痢：老鹳草18克，大枣9枚，煎浓汤，1日3次分服。⑤治蛇虫咬伤：老鹳草鲜品适量、雄黄末少许，捣烂外敷伤口周围。

穿山龙

【别名】穿龙骨、穿地龙、山常山、穿山骨、火藤根、竹根薯、地龙骨、金刚骨。

【来源】薯蓣科薯蓣属植物穿龙薯蓣的根茎。

【性味】平，苦。

【药材性状】根茎类圆柱形，稍弯曲，有分枝，长10～15厘米，直径0.3～1.5厘米。表面黄白色或棕黄色，有不规则纵沟，具点状根痕及偏于一侧的突起茎痕，偶有膜状浅棕色外皮和细根。质坚硬，断面平坦，白色或黄白色，散有淡棕色维管束小点，气微，味苦涩。

【药理作用】本品具有镇咳、祛痰、平喘、抗缺氧、抑制血小板凝集、利尿、抑菌、抗病毒等作用。能抑制过敏介质释放，有一定抗辐射作用。水煎剂能抑制小鼠细胞免疫和体液免疫，增强吞噬细胞的吞噬功能。能显著降低胆固醇及血压，延缓心率，增强心收缩振幅，降β/α脂蛋白比例，改善冠状动脉循环。

【用法用量】内服：煎汤，干品6～9克，鲜品30～45克；或泡酒饮。外用：鲜品捣敷或熬膏涂。

【方剂选用】①治风湿腰腿疼痛、筋骨麻木：穿山龙30克，淫羊藿、土茯苓、骨碎补各9克，水煎服。②治大骨节病、腰腿疼痛：穿山龙60克，白酒500克，穿山龙放入白酒中浸泡7日，每次服30克，每日2次。③治疟疾：穿山龙9克，青蛙七、野棉花各6克，发病前水煎服。

【注意事项】忌与阿利藤同食。

千斤拔

【别名】大猪尾、千斤力、千斤红、红药头、白马屎。

【来源】豆科千斤拔属植物大叶千斤拔的根。

【性味】平，甘、淡。

【药材性状】长圆柱形，上粗下渐细，单枝，极少数有分枝。表面棕黄色、灰黄色至棕褐色，近顶部常稍收细成圆肩膀状，全体有稍突起的横长皮孔及细皱纹，下部间见有除去须根的残痕；栓皮薄，鲜时易刮离，刮去栓皮可见皮部显棕红色或棕褐色。质坚韧，不易折断。横切面皮部棕红色，木质部宽广，淡黄白色，有细放射状纹。气微，味微甘、涩。

【药理作用】具有抗炎作用及增强免疫力作用，还能镇痛、抗疲劳、抗缺氧。

【用法用量】内服：煎汤，10～30克；或泡酒饮。外用：研末撒或捣烂调敷。

【方剂选用】①治风湿筋骨痛及产后关节痛：千斤拔40克，猪蹄1只，以酒、水各半炖烂，去渣，食肉喝汤。②治慢性肾炎：千斤拔50克，水煎服。③治咳嗽：千斤拔鲜根100克，水煎服。④治跌打损伤：千斤拔50克，酒、水各半煎服。⑤治妇人白带：千斤拔40克同猪瘦肉100克，以水同炖，去渣，食肉喝汤。⑥治黄肿：千斤拔50克，以酒磨服。⑦治喉蛾：取适量千斤拔研细末，吹入喉内。⑧治肿毒：千斤拔适量，加入适量黄酒后研磨混匀，搽患处。

【注意事项】孕妇忌服。

常春藤

【别名】土鼓藤、龙鳞薜荔、尖叶薜荔、三角尖、三角风、上树蜈蚣、风藤草、三角枫。

【来源】五加科常春藤属的茎藤。

【性味】平，辛、苦。

【药材性状】茎呈圆柱形，长短不一，直径1～1.5厘米，表面灰绿色或灰棕色，有横长皮孔，嫩枝有鳞片状柔毛；质坚硬，不易折断，断面裂片状，黄白色。叶互生，革质，灰绿色。营养枝的叶三角状卵形，花枝和果枝的叶椭圆状卵形、椭圆状披针形。花黄绿色。果实圆球形，黄色或红色。气微，味涩。

【药理作用】所含皂苷、内酯对常见致病性皮肤真菌均有抑制作用，并且以内酯的作用较强；有镇静、降血脂的作用。

【用法用量】内服：煎汤，6～15克；或研末入丸、散；或泡酒饮。外用：捣敷或煎汤洗。

【方剂选用】①治肝炎：常春藤、败酱草各适量，煎水服。②治关节风痛及腰部酸痛：常春藤茎及根20克，以黄酒、水各半煎服，并用煎汁洗患处。③治产后感风头痛：常春藤15克，以黄酒炒，加大枣7枚，水煎，饭后服。

【注意事项】脾虚便溏泻泄者慎服。

白马骨

【别名】路边金、满天星、路边鸡、六月冷、曲节草、硬骨柴、天星木、凉粉草、细牙家、白点秤、鸡骨头草、鸡脚骨、路边姜、千年矮、坐山虎、千年树。

【来源】茜草科六月雪属植物白马骨的全草。

【性味】凉，淡、苦、微辛。

【药材性状】白马骨根细长，呈圆柱形，有分枝，长短不一，直径3～8毫米，表面深灰色、灰白色或黄褐色，有纵裂隙，栓皮易剥落。粗枝深灰色，表面有纵裂纹，栓皮易剥落；嫩枝浅灰色，微被毛；断面纤维性，木质，坚硬。叶对生或簇生，薄革质，黄绿色，卷缩或脱落。完整者展平后呈卵形或长圆状卵形，先端短尖或钝，基部渐狭成短柄，全缘，两面羽状网脉突出。枝端叶间有时可见黄白色花，花萼裂片与冠筒等长；偶见近球形的核果。气微，味淡。

【药理作用】①抑制关节炎作用：本品煎剂及乙醇浸剂10克/千克，灌胃给药，对大鼠蛋清性关节炎有显著抑制作用。煎剂及乙醇浸剂5克/千克，灌胃给药，每日1次，连续5天，对甲醛性关节炎也有一定抑制作用。②抗乙肝病毒作用：体外实验表明，白马骨根水提取物在12.5～100毫克/毫升的浓度范围内，对乙肝病毒DNA转染细胞（2.2.15细胞）分泌的乙型肝炎病毒表面抗原（HBsAg）、乙型肝炎E抗原（HBeAg）有抑制作用。

【用法用量】内服：煎汤，干品10～15克，鲜品30～60克。外用：烧灰淋汁涂，或煎水洗，或捣敷。

【方剂选用】①治水痢：白马骨茎、叶煮汁服。②治肝炎：白马骨100克，过路黄50克，水煎服。③治骨蒸劳热、小儿疳积：白马骨100克，水煎服。④治目赤肿痛：白马骨100克，煎服，渣再煎，煎汁用来熏洗。⑤治偏头痛：鲜白马骨100克，水煎，加少许食盐服。⑥治咽喉炎：白马骨15克，水煎，每日1剂，分2次服。⑦治牙痛：白马骨75克，和乌贼鱼干炖服。⑧治口疮：白马骨叶50克，稍捣，用洗米水浸泡一会儿，取汁洗口腔。

【注意事项】阴疽者忌用。

祛风湿强筋骨药

本节药物具有祛风湿、补肝肾、强筋骨等作用，可用于治疗腰脊酸疼、足膝痿弱等病症。

五加皮

【别名】南五加皮、五花、小五爪风、五谷皮。

【来源】五加科五加属植物细柱五加的根皮。

【性味】温，辛、苦、微甘。

【药材性状】根皮呈不规则卷筒状，长5～15厘米，直径0.4～1.4厘米，厚约2厘米。外表面灰褐色，有不规则纵皱纹及横长皮孔；内表面黄白色或灰黄色，有细纵纹。体轻，质脆，断面不整齐，灰白色。气微香，味微辣而苦。

【药理作用】本品有抗关节及镇痛作用；能增强机体对疾病的抵抗力，对放射性损伤有保护作用；有抗利尿作用；对小鼠有显著的抗催眠作用。此外，还有调整血压、降血糖、降低血管通透性、兴奋兔小肠及子宫、杀灭丝虫幼虫等作用。

【用法用量】内服：煎汤，干品6～9克，鲜品加倍；泡酒饮或入丸、散。外用：煎水熏洗或为末敷。

【方剂选用】①治男子妇人脚气、骨节皮肤肿湿疼痛：五加皮200克（酒浸），远志200克（去心，酒浸令透，剥皮）。上药均曝干，研为末，春、秋、冬三季用先前泡了药的药酒调为糊，夏天则用白酒调药末为糊，做成如梧桐子大小的丸，每次服40～50丸，空腹以温酒送下。②治一切风湿痿痹，壮筋骨、填精髓：五加皮，洗刮去骨，煎汁和曲米酿成饮品；切碎以袋盛，浸酒煮饮，也可加当归、牛膝、地榆诸药。

桑寄生

【别名】广寄生、寄生、老式寄生。

【来源】桑寄生科植物桑寄生属的带叶茎枝。

【性味】平，苦、甘。

【药材性状】茎枝呈圆柱形，长3～4厘米，直径0.2～1厘米；表面红褐色或灰褐色，具细纵纹，并有多数细小凸起的棕色皮孔，嫩枝有的可见棕褐色茸毛；质坚硬，断面不整齐，皮部红棕色，木部色较浅。叶多卷曲，具短柄；叶片展平后呈卵形或椭圆形，长3～8厘米，宽2～5厘米；表面黄褐色，幼叶被细茸毛，先端钝圆，基部圆形或宽楔形，全缘；革质。花、果常脱落；花蕾管状，稍弯，顶部卵圆形，被锈色绒毛；浆果长圆形，红褐色，密生小瘤体。无臭，味涩。

【药理作用】①利尿作用：麻醉犬和大鼠以萹蓄苷静脉注射或口服时，可引起利尿作用，其强度与剂量成正比。②降血脂作用：本品对高脂大鼠有明显的降胆固醇及甘油三酯的作用。③抗病毒作用：桑寄生煎剂在体外（猴肾单层上皮细胞组织培养）对脊髓灰质炎病毒和其他肠道病毒有显著的抑制作用。临床以桑寄生注射剂或冲剂治疗心律失常和心绞痛及冻伤有一定疗效。

【用法用量】内服：煎汤，10～15克；或研末入丸、散；或泡酒饮；或捣汁服。外用：捣烂外敷。

【方剂选用】①治腰背痛，肾气虚弱、卧冷湿地当风所得：独活150克，桑寄生、杜仲、牛膝、细辛、秦艽、茯苓、桂心、防风、川芎、人参、甘草、当归、芍药、干地黄各100克，上15味药均细剉，以10升水煮取3升，分3次服用，服用时注意保暖，勿着凉。②治下血不止后，但觉丹田元气虚乏、腰膝沉重少力：桑寄生研为末，每次服5克，不拘时，白开水调服。③治毒痢脓血，六脉微小，并无寒热：桑寄生100克，防风、川芎各12克，炙甘草15克。上药均研为末，每取10克，以水150～300毫升煎至八分，和渣服。

狗　脊

【别名】狗青、强膂、扶盖、

扶筋、荷脊。

【来源】蚌壳蕨科金毛狗蕨属植物金毛狗的根茎。

【性味】温，苦、甘。

【药材性状】根茎呈不规则的长块状，长10～30厘米，直径2～10厘米。表面深棕色，密被光亮的金黄色茸毛，上部有数个棕红色叶柄残基，下部丛生多数棕黑色细根。质坚硬，难折断。气无，味微涩。生狗脊片呈不规则长条形或圆形纵片，长5～20厘米，宽2～8厘米，厚1.5～5毫米；周边不整齐，外表深棕色，偶有未去尽的金黄色茸毛；断面浅棕色，近外皮2～5毫米处有1条凸起的棕黄色木质部环纹或条纹。质坚脆，易折断，有粉性。熟狗脊片呈黑棕色，质坚硬，木质部环纹明显。

【药理作用】狗脊的金黄色柔毛对外伤性出血有明显的止血效果，且似能被组织吸收消化；对兔、犬的瘢痕组织及肝脏、脾脏的损伤出血，有肯定的止血作用，效果快而可靠；有提升血小板作用；此外，还有收敛、止泻、抗菌等作用。

【用法用量】内服：煎汤，10～15克，或泡酒饮。外用：鲜品捣烂敷。

【方剂选用】①治腰痛，利脚膝：狗脊100克，萆薢100克（剉），菟丝子50克（酒浸3日，曝干另捣）。上药均捣罗为末，加蜂蜜做成如梧桐子大小的丸，每日早晚饭前服30丸，取新萆薢泡酒14日，以此酒下药。②治男女一切风疾：狗脊（盐泥固济，火煅红，去毛用肉，出火气，剉）、萆薢、苏木节、川乌头（生用）各等分，研为细末，加米醋做成如梧桐子大小的丸，每次服20丸，温酒或盐汤调下。病在上，饭后服；病在下，空腹服。③治风湿骨痛、腰膝无力：狗脊根茎30克，香樟根、马鞭草各20克，杜仲、续断各25克，铁脚威灵仙15克，红牛膝10克，泡酒饮。④固精强骨：狗脊、远志肉、白茯神、当归身各等分，上药均研为末，加蜂蜜做成如梧桐子大小的丸，每次以酒服50丸。⑤治病后足肿：用狗脊煎汤洗，并节食以养胃气。

【注意事项】肾虚有热、小便不利或短涩黄赤、口苦舌干者均禁服。

千年健

【别名】一包针、千年见、千颗针、丝棱线。

【来源】天南星科千年健属植物千年健的干燥根茎。

【性味】温，苦、辛。

【药材性状】呈圆柱形，稍弯曲，有的略扁，长15～40厘米，直径0.8～1.5厘米。表面黄棕色至红棕色，粗糙，可见多数扭曲的纵沟纹、圆形根痕及黄色针状纤维束。质硬而脆，断面红褐色，黄色针状纤维束多而明显，相对另一断面呈多数针眼状小孔及有少数黄色针状纤维束，可见深褐色具光泽的油点。气香，味辛、微苦。

【药理作用】对大鼠的原发性炎症和注射佐剂后继发性炎症有明显的抑制作用，高剂量组对二甲苯致小鼠耳肿胀也有一定的抑制作用，表明其具有抗急性炎症的作用；同时大鼠继发性多关节病变症状也得到改善，表明其还有抗类风湿关节炎的作用。此外还有一定的镇痛作用。

【用法用量】内服：煎汤，7.5～15克，或泡酒饮。外用：研末调敷。

鹿衔草

【别名】鹿蹄草、小秦王草、破血丹、纸背金牛草、大肺筋草、红肺筋草、鹿寿茶、鹿安茶、鹿含草。

【来源】鹿衔草科鹿蹄草属植物普通鹿衔草的干燥全草。

【性味】平，甘、苦。

【药材性状】本品根茎细长。茎圆柱形或具纵棱，长10～30厘米。叶基生，长卵圆形或近圆形，长2～8厘米，暗绿色或紫褐色，先端圆或稍尖，全缘或有稀疏的小锯齿，边缘略反卷，上表面有时沿脉具白色的斑纹，下表面有时具白粉。总状花序有花4～10余朵；花半下垂，萼片5，舌形或卵状长圆形；花瓣5，早落，雄蕊10，花药基部有小角，顶孔开裂；花柱外露，有环状突起的柱头盘。蒴果扁球形，直径7～10毫米，5纵裂，裂瓣边缘有蛛丝状毛。气微，味淡、微苦。

【药理作用】鹿衔草有扩张血管等作用，可增强免疫功能。鹿蹄草水煎剂有抗炎、抗菌作用，多次用药可明显提高胸腺、脾脏的重量。

【用法用量】内服：煎汤，25～50克；研末或炖肉。外用：捣敷或研末撒。

【方剂选用】①治虚劳：鹿衔草50克，猪蹄2只，炖食。②治肺结核咯血：鹿衔草、白及各200克，水煎服。③治慢性风湿性关节炎、类风湿关节炎：鹿衔草、白术各200克，泽泻15克，水煎服。④治慢性肠炎、痢疾：鹿衔草25克，水煎服。

雪莲花

【别名】雪莲、雪荷花、大拇花、大木花。

【来源】菊科风毛菊属植物绵头雪莲花和毛头雪莲花的带根全草。

【性味】温，甘、微苦。

【药材性状】绵头雪莲花：呈圆锥棒状，密被交织的白色或浅黄色长绵毛，形似棉花团，长10～25厘米。根细长，柱状圆锥形。水母雪莲花：全草密被白色绵毛，叶皱缩，展开后叶片呈卵圆形或倒卵形，边缘具条状齿，叶柄长。新疆雪莲花：全草呈长圆锥形，茎粗，基部有褐色丝状残存叶片，较密集，皱缩，无柄，展开后呈倒披针形，先端渐尖，基部抱茎，边缘有细锯齿，头状花序密集茎顶。

【药理作用】本品有抗炎、镇痛、兴奋子宫、终止妊娠、增加心输出量、降压的作用，其煎剂和总生物碱对离体兔肠有抑制作用。本品含有的雪莲总碱使离体兔耳血管收缩，其乙醇提取物则对血管有扩张作用。

【用法用量】内服：煎汤，6～12克；或泡酒饮。外用：捣敷。

【方剂选用】①治阳痿：雪莲花、冬虫夏草各适量，泡酒饮。②治妇女崩带：雪莲花、蛾参、党参各适量，炖鸡吃。③治风湿性关节炎，妇女小腹冷痛、闭经、胎衣不下：雪莲花25克，加白酒或黄酒100毫升，泡7日，每次服10毫升，每日2次。④治雪盲、牙痛：雪莲花200克，生吃或水煎服。⑤治外伤出血：雪莲花适量，捣烂敷患处。

【注意事项】用量不宜过大，孕妇禁服。

五爪金龙

【别名】五爪藤、五爪龙、灯笼草、小红藤、雪里高、小五爪金龙、五虎下西山、红葡萄、乌蔹莓、月乌鸡。

【来源】葡萄科崖爬藤属植物狭叶岩爬藤的根或全株。

【性味】温，辛。

【药理作用】抗病毒作用。从五爪金龙分离出的两种天然存在的木脂素类牛蒡苷元（A）和络石苷元（T）对体外人类免疫缺陷病毒Ⅰ型的复制有强大的抑制作用。

【用法用量】内服：煎汤，5～10克；或泡酒饮。外用：捣烂敷或研末调敷。

【方剂选用】①治风湿性关节炎、跌打损伤：五爪金龙根或全株150克，泡酒500克，泡7日后即可内服，每次服10毫升，每日2～3次。②接骨：鲜五爪金龙、赤木通捣烂敷患处。③治喉痹：马兰菊、五爪金龙、车前草各100克，上三物均杵汁，杵好后慢慢饮下。

【注意事项】孕妇禁服。

艾纳香

【别名】大风艾、牛耳艾、再风艾、大骨风、大黄草、冰片艾、冰片叶、真金草、土冰片、艾粉、叶下香、山大艾。

【来源】菊科艾纳香属植物艾纳香的根、嫩枝、叶。

【性味】温，辛、苦。

【药材性状】本品茎呈圆柱形，大小不等。表面灰褐色或棕褐色，有纵条棱，节间明显，分枝，密生黄褐色柔毛。木质部松软，黄白色，中央有白色的髓。干燥叶略皱缩或破碎，边缘具细锯齿，上表面灰绿色或黄绿色，略粗糙，被短毛，下表面密被白色长绒毛，嫩叶两面均密被银白色绒毛，叶脉带黄色，下表面突出较明显。叶柄短，呈半圆形，两侧有2～4对狭线形的小裂片，密被短毛。叶质脆，易碎。气清凉，香，味辛。

【药理作用】保肝作用：本品含有的艾纳香素腹腔注射，可降低四氯化碳（CCl_4）肝中毒大鼠血清丙氨酸氨基转移酶（ALT）和肝中甘油三酯，增加血清甘油二酯、β-脂蛋白和肝糖原，减少肝组织病理损伤。艾纳香素腹腔注射，可降低硫代乙酰胺中毒小鼠血清ALT和肝中甘油三酯，缩短CCl_4中毒小鼠戊巴比妥钠睡眠时间。艾纳香素体外对CCl_4或$FeSO_4$-半胱氨酸致损伤的恒河猴原代培养肝细胞有抑制脂质过氧化及保护肝细胞、亚细胞结构的作用。

【用法用量】内服：煎汤，干品10～15克，鲜品加倍。外用：煎水洗，或捣敷，或研末调敷。

【方剂选用】①治头风痛：艾纳香鲜叶30克，鸡蛋2个，加酒、盐同煎服。②治肿胀、风湿性关节炎：艾纳香、蓖麻叶、石菖蒲各适量，煎水洗。③治跌打损伤、疮疖痈肿、皮肤瘙痒：艾纳香鲜叶捣烂外敷或煎水洗患处。

【注意事项】阴虚血热者慎用。

大驳骨丹

【别名】鸭仔花、逼迫树、大还魂、大驳节、大接骨草等。

【来源】爵床科鸭嘴花属植物黑叶爵床的全株。

【性味】平，苦、辛。

【药材性状】干燥枝叶，茎枝棒状，粗约0.5～1厘米，灰褐色或黄褐色，常有粉尘状细密斑点，平滑而稍有纵皱及点状突起皮孔，节部膨大；皮薄，木部乳白色，髓部甚大，海绵状，白色；幼枝梢压扁。叶对生，革质，梢脱落，灰绿色、茶褐色或绿黄色，长椭圆形，两面秃净。气微，味淡而稍带豆腥味。以枝不过粗、叶多为好。

【药理作用】根煎剂或醇提取物1～2克/千克可使大鼠体温升高；剂量过大10～20克/千克则使体温降低，剧烈泻下，终致死亡。

【用法用量】内服：煎汤，9～15克；或泡酒饮。外用：捣敷或研末撒。

【注意事项】孕妇慎服。

薜　荔

【别名】木莲藤、石壁莲、木瓜藤、膨泡树、爬墙虎等。

【来源】桑科榕属植物薜荔的茎、叶。

【性味】凉，酸。

【药材性状】茎圆柱形，节处具成簇状的攀缘根及点状突起的根痕。叶互生，长0.6～2.5厘米，椭圆形，全缘，基部偏斜，上面光滑，深绿色，下面浅绿色，有显著突起的网状叶脉，形成许多小凹窝，被细毛。枝质脆或坚韧，断面可见髓部，呈圆点状，气微，味淡。

【药理作用】采用纸片法对薜荔的水提液和乙醇提取液进行抑菌药敏试验，结果表明：在枯草芽孢杆菌、大肠杆菌、金黄色葡萄球菌、变形杆菌、八叠球菌等试验菌中，薜荔的水提取液对大肠杆菌抑制效果明显；薜荔的乙醇提取液对枯草芽孢杆菌的抑制效果较为显著；薜荔的乙醇、水提取液对啤酒酵母、橘青霉、黑曲霉等真菌均无抑制作用。

【用法用量】内服：煎汤，9～15克（鲜品60～90克）；或捣汁、浸酒或研末。外用：捣汁涂或煎水熏洗。

【方剂选用】①治风湿痛、手脚关节不利：薜荔藤25克，煎服。②治腰痛、关节痛：薜荔藤100克，酒、水各半同煎，红糖调服，每日1剂。③治疝气：薜荔藤50克（用结果的主藤），三叶木通根100克，水煎去渣，加鸡蛋1个煮服，每日1剂。④治尿血、小便不利、尿道刺痛：薜荔50克，甘草5克，水煎服。⑤治病后虚弱：薜荔藤150克，煮猪肉食。

川牛膝

【别名】牛膝、大牛膝、拐牛膝、甜牛膝、甜川牛膝、龙牛膝。

【来源】苋科川牛膝属（杯苋属）植物川牛膝的根。

【性味】平，甘、微苦。

【药材性状】根呈近圆柱形，微扭曲，略有分枝，长30～60厘米，直径0.5～3厘米。表面黄棕色或灰褐色，有稍扭曲的纵皱纹及侧根痕，并有明显横长突起的皮孔。质韧，不易折断，断面浅黄色或棕黄色，维管束点状，断续排列成数轮同心环，气微，味甜。

【药理作用】①对子宫的作用：本品的流浸膏能使豚鼠已孕及未孕子宫和猫的未孕子宫弛缓，使家兔已孕及未孕子宫和猫的已孕子宫收缩。②利胆作用：本品含有的蜕皮甾酮5毫克/千克每日灌胃1次，连用7日，均能促进大鼠胆汁分泌，并能改变胆汁的成分，使胆酸及胆红素含量增加，胆固醇含量降低。③蜕皮甾酮对天芥菜碱所致肝炎大鼠有加速肝功能恢复正常的作用。

【用法用量】内服：煎汤，6～10克；或研末入丸、散；或泡酒饮。

【方剂选用】①治不孕症：当归15克，制香附15克，菟丝子15克，益母草30克，丹参30克，葛根30克，牡丹皮12克，红花10克，川牛膝10克，沉香10克

（分吞），炒杜仲24克，续断24克，水煎服，日服1剂。②治黄疸肝炎：茵陈、大伸筋、小伸筋、凉伞子根、五加皮各20克，川牛膝15克，牡丹皮10克，猪蹄1只，煎汤服，3剂可痊愈。

【注意事项】孕妇及月经过多者禁服。

牛大力

【别名】大力牛、大口唇、扮山虎、扒山虎、山莲藕、坡莲藕、地藕、血藤、大莲藕、大力薯、倒吊金钟、牛大力藤。

【来源】豆科崖豆藤属植物美丽崖豆藤的根。

【性味】平，甘、苦。

【药材性状】根呈扁圆柱形，直径1.3～2.5厘米。表面灰黄色，粗糙，具纵棱和横向环纹。质坚，难折断。横切面皮部狭，分泌物呈深褐色，木部黄色，导管孔不明显，射线放射状排列。气微，味微甜。

【药理作用】对免疫功能的影响：牛大力对实验小鼠B淋巴细胞分泌特异性抗体及T淋巴细胞产生白介素2（IL-2）具有免疫调节作用。牛大力煎剂小鼠灌胃能明显提高其B淋巴细胞产生的溶血空斑数，血清中绵羊红细胞抗体凝集效价明显高于对照组，脾淋巴细胞产生的IL-2活性明显高于对照组。

【用法用量】内服：煎汤，9～30克；或泡酒饮。

【注意事项】孕妇慎用。

扶芳藤

【别名】滂藤、岩青藤、万年青、千斤藤、山百足、对叶肾、土杜仲、藤卫矛、尖叶爬行卫矛、过墙风、攀缘丝棉木、坐转藤、小藤仲、爬墙虎、换骨筋。

【来源】卫矛科卫矛属植物扶芳藤的带叶茎枝。

【性味】微温，辛、苦。

【药材性状】茎枝呈圆柱形。表面灰绿色，多生细根，并具小瘤状突起。质脆易折，断面黄白色，中空。叶对生，椭圆形，先端尖或短锐尖，基部宽楔形，边缘有细锯齿，质较厚或稍带革质，上面叶脉稍突起。气微弱，味辛。

【药理作用】①抗凝血作用：扶芳藤水提液、95%醇提液灌胃1小时后，按毛细管法测定凝血时间，结果均能使小鼠凝血时间和出血时间缩短，提示有止血作用。②对免疫功能的影响：扶芳藤水提液、95%醇提液灌胃后，可使小鼠胸腺和脾脏重量明显增加，说明其可能提高机体非特异性免疫功能。③对心血管的作用：扶芳藤水煎醇沉液可延长小鼠心肌缺氧的存活时间，抑制血栓形成，改善去甲肾上腺素所致的肠系膜微循环障碍，并可扩张耳郭微血管。

【用法用量】内服：煎汤，15～30克；或泡酒饮；或研末入丸、散。外用：研粉调敷或捣敷，或煎水熏洗。

【方剂选用】①治跌打损伤：扶芳藤茎100克，泡酒服。②治癞头：扶芳藤嫩叶尖50克，捣烂，调煎鸡蛋2个，摊纸上，做成帽样，戴头上，3日后又将扶芳藤嫩叶尖混合核桃肉捣烂包于头上，每日换1次。③治腰肌劳损、关节酸痛：扶芳藤50克，大血藤25克，梵天花根25克，水煎，冲红糖、黄酒服。④治慢性腹泻：扶芳藤50克，白扁豆适量，大枣10枚，水煎服。⑤治咯血：扶芳藤30克，水煎服。⑥治风湿疼痛：扶芳藤泡酒，每日服2次。⑦治骨折（复位后以小夹板固定时使用）：扶芳藤鲜叶捣敷患处，1～2日换药1次。

【注意事项】孕妇忌服。

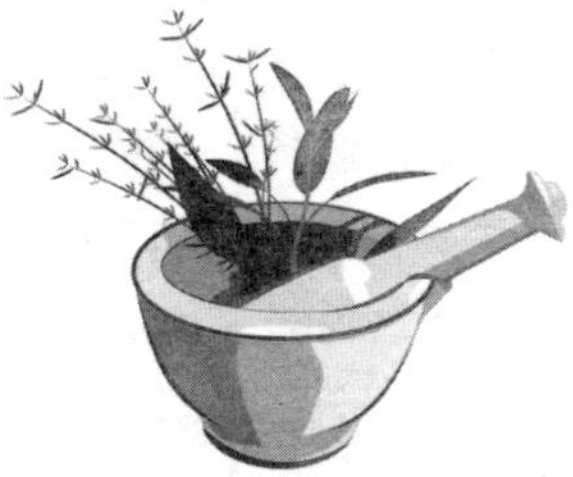

第五章

化湿类

凡气味芳香，性偏温燥，具有化湿运脾作用的药物称为化湿药。

脾恶湿喜燥，“土爱暖而喜芳香”。若湿浊内阻中焦，则脾胃运化水谷之功能受阻而致病。本类药物多辛香温燥，善芳香化湿，舒畅气机而健运脾胃，具有化湿健脾、和中开胃之功效。适用于脾胃失困、运化失常所致的脘腹痞满、呕吐泛酸、大便溏薄、食少体倦、舌苔白腻或湿热困脾之口甘多涎等。此外，本类药物通过化湿又能解暑，暑温、阴寒闭暑、湿温等证亦可选用。

湿证有寒湿与湿热之分，故在使用化湿药时，应根据不同的湿证进行适当的配伍，寒湿者当配清热燥湿药。又湿性黏滞，湿阻每可滞气，行气有助于化湿，故使用化湿药时常配行气药。湿生每因脾虚，若为脾虚生湿者，当配补脾药。

本类药物多属辛温香燥之品，易耗气伤阴，故阴虚血燥及气虚者宜慎用。又因其芳香，大多含挥发油，多为其有效成分，故入汤剂不宜久煎，以免药效降低。

藿　香

【别名】土藿香、排香草、大叶薄荷。

【来源】唇形科藿香属植物的地上部分。

【性味】微温，辛。

【药材性状】地上部分长30～90厘米，常对折或切断扎成束。茎方柱形，多分枝，直径0.2～1厘米，四角有棱脊，四面平坦或凹入成宽沟状；表面暗绿色，有纵皱纹，稀有毛茸；节明显，常有叶柄脱落的瘢痕，节间长3～10厘米；老茎坚硬、质脆，易折断，断面白色，髓部中空。叶对生；叶片深绿色，多皱缩或破碎，完整者展平后呈卵形，长2～8厘米，宽1～6厘米，先端尖或短渐尖，基部圆形或心形，边缘有钝锯齿，上表面深绿色，下表面浅绿色，两面微具毛茸。茎顶端有时有穗状轮伞花序，呈土棕色。气芳香，味淡而微凉。

【药理作用】鲜汁能抑制金黄色葡萄球菌、白色葡萄球菌及枯草杆菌的生长，浸出物对常见致病性皮肤癣菌有较强的抑制作用。此外还有防腐、拮抗钙离子、助消化、解痉、镇痛等作用。

【用法用量】内服：煎汤，6～10克；或入丸、散。外用：煎水洗；或研末搽。

【注意事项】不宜久煎，阴虚火旺者禁服。

佩　兰

【别名】大泽兰、小泽兰、鸡骨香、香草。

【来源】菊科泽兰属植物佩兰的地上部分。

【性味】平，辛。

【药材性状】茎呈圆柱形，长30～100厘米，直径0.2～0.5厘米；表面黄棕色或黄绿色，有的带紫色，有明显的节及纵棱线；质脆，断面髓部白色或中空。叶对生，有柄，叶片多皱缩、破碎，绿褐色；完整叶片3裂或不分裂，分裂者中间裂片较大，展平后呈披针形或长圆状披针形，基部狭窄，边缘有锯齿；不分裂者展平后呈卵圆形、卵状披针形或椭圆形。气芳香，味微苦。

【药理作用】佩兰挥发油对流感病毒有抑制作用；口服佩兰提取物能引起小鼠动情周期暂时停止，

排卵受到抑制，其水煎剂有抑菌作用。

【用法用量】内服：煎汤，干品6~10克，鲜品15~30克。

【方剂选用】①治中暑头痛：佩兰、青蒿、菊花各9克，绿豆衣12克，水煎服。②治唇疮：用佩兰叶取汁洗之，每日3次。③治风齿疼痛颊肿及血出不止：佩兰250克，加水10升，煮取5升，热含吐之，一日用完以上量。

【注意事项】阴虚血燥、气虚者慎服。

苍　术

【别名】山精、赤术、马蓟、青术、仙术。

【来源】菊科苍术属植物茅苍术、北苍术、关苍术的根茎。

【性味】温，辛、苦。

【药材性状】表面灰褐色，有根痕及短小的须根，可见茎残痕。质坚实，折断面平坦，黄白色，有明显的棕红色油腺散在，习称朱砂点。断面暴露稍久，可析出白霉样的微细针状结晶，气芳香，味微甘而辛苦。以个大、坚实、无毛须、内有朱砂点，切开后断面起白霜者为佳。

【药理作用】本品能抗实验性胃溃疡及胃炎，对胃肠运动有调节作用。能保肝、降血糖及显著增加尿中的钠钾排泄。苍术挥发油小剂量对蛙有镇静作用，同时能使脊髓反射亢进，较大剂量则呈抑制作用，可致呼吸麻痹而死亡。所含β-桉叶醇等外体对食管癌细胞有抑制作用。

【用法用量】内服：煎汤，3~9克；或入丸、散。

【方剂选用】①治脾胃不和、不思饮食、心腹胁肋、胀满刺痛、口苦无味、呕吐恶心、常多自利：苍术2.5千克（去粗皮，用淘米水浸泡2日），厚朴（去粗皮，姜汁制，炒香）、陈皮（去白）各1.6千克，甘草1.5千克（炒）。上药均研为细末，每次取10克，加适量水，再加生姜2片，干枣2枚，同煎，去姜、枣，带热服，饭前服用。②治太阴脾经受湿、水泄注下、体微重微满、困弱无力、不欲饮食、暴泄无数、水谷不化、如痛甚者：苍术100克，芍药50克，黄芩25克，以上药材均剉细末，每次取50克，加淡味桂2.5克及适量水，同煎，温服。

厚 朴

【别名】厚皮、重皮、赤朴、烈朴、川朴、紫油厚朴（通称）。

【来源】木兰科木兰属植物厚朴的树皮、根皮和枝皮。

【性味】温，苦、辛。

【药材性状】干皮：呈卷筒状或双卷筒状，长30～35厘米，厚2～7毫米，习称“筒朴”；近根部的干皮一端展开如喇叭口，长13～25厘米，厚0.3～0.8厘米，习称“靴筒朴”。外表面灰棕色或灰褐色，粗糙，栓皮呈鳞片状，较易剥落，有明显的椭圆形皮孔和纵皱纹，刮去栓皮者显黄棕色。内表面紫棕色或深紫褐色，较平滑，具细密纵纹，划之显油痕。质坚硬，不易折断。断面颗粒性，外层灰棕色，内层紫褐色或棕色，有油性。有的可见多数小亮星。气香，味辛辣，微苦。根皮（根朴）：呈卷筒状、片块状、羊耳状等；细小根皮形弯曲似鸡肠，习称“鸡肠朴”。外表面灰黄色或灰褐色。质硬，较易折断，断面纤维性。枝皮（枝朴）：呈单筒状，长10～20厘米，厚1～2毫米。外表面灰褐色，内表面黄棕色。质脆，易折断，断面纤维性。

【药理作用】煎剂用试管稀释法，对多种病原菌有抑制作用，醇提取物对结核杆菌也有一定抑制作用；对小鼠及豚鼠离体肠管，小剂量呈兴奋作用，大剂量呈抑制作用，对豚鼠支气管平滑肌有兴奋作用。此外本品还有降压、抑制心脏及中枢性肌松等作用。

【用法用量】内服：煎汤，3～10克；或入丸、散。燥湿、泄满宜生用，止呕宜姜汁炒用。

【方剂选用】①治腹满而大便秘结：厚朴24克，大黄12克，枳实5枚，取水2.5升，先煮厚朴、枳实二味，取2升，再加入大黄煮取0.6升，温服0.2升，以利为度。②治反胃：厚朴（去皮，剉作小块子）、附子（去皮、脐，剉作小块子）各50克，生姜400克（去皮取汁）。将厚朴、附子、姜汁同煮，尽汁为度，烤干研为末，加酒煮沸，做成如梧桐子大小的丸，每餐饭前以米汤送下3丸。③治小儿吐泻、胃虚及痰惊：厚朴50克，半夏5克（淹泡7次，姜汁浸半日，晒干），上2味一起放入3升淘米水中同浸2.5小时，以水尽为度，如未尽，稍加火熬干，去厚朴，只研半夏。每次取2.5克或5克，薄荷汤送下。

【注意事项】气虚、津伤血枯者及孕妇慎服。

砂　仁

【别名】缩砂仁、缩沙蜜、缩砂蔤。

【来源】姜科阳春砂或海南砂的成熟果实或种子。

【性味】温，辛。

【药材性状】干燥果实，椭圆或卵圆球形，略呈三棱状，长1.5～2厘米，直径1～1.5厘米。表面棕褐色，密生刺状突起，一端有小突起物，一端有果柄痕。果皮薄，质轻脆，内含多数种子。种子团呈球形或长圆球形，具钝三棱，分成三瓣，每瓣有种子6～15粒。种子为不规则的多面体，直径约2毫米，表面棕红色或暗褐色，有细皱纹。破开后，内部灰白色，油润。气芳香，味辛、微苦。

【药理作用】本品有抗溃疡、抑制胃酸分泌、增进胃肠运动及抗血小板凝集的作用。低浓度煎剂对豚鼠离体肠管有兴奋作用，高浓度则转为抑制。

【用法用量】内服：煎汤（不宜久煎），2.5～10克；或入丸、散。

【方剂选用】①破滞气、消宿食、开胃进食：木香、砂仁各25克，枳实50克（麸炒），白术100克（淘米水浸、炒）。上药均研为末，用荷叶裹好，烧饭为丸，如梧桐子大。每次服50丸，白开水调下。②治一切气疾、心腹胀满、胸膈噎塞、噫气吞酸、胃中痰逆呕吐及宿酒不解、不思饮食：砂仁400克，香附1600克（炒去毛），甘草（炙）200克。上药均研为细末，每次服5克，用盐开水送下。也可剉为粗末，入生姜同煎，名小降气汤。③治胸膈噎闷、心腹冷痛：砂仁50克，高良姜、天南星（汤洗7次，焙干）各200克。研为细末，生姜汁煮面糊为丸，如梧桐子大。每服50～70丸，生姜汤下，不拘时候。

【注意事项】阴虚有热者忌服。

白豆蔻

【别名】圆豆蔻、原豆蔻、豆蔻、扣米。

【来源】姜科植物白豆蔻的成熟果实。

【性味】温，辛。

【药材性状】略呈圆球形，具不显著的钝三棱，直径1.2～1.7厘米。外皮黄白色，光滑，具隆起的纵纹25～32条，一端有小突起，一端有果柄痕；两端的棱沟中常有黄色茸毛。果皮轻脆，易纵向裂开，内含种子20～30粒，集结成团，习称“蔻球”。蔻球分为3瓣，有白色隔膜，每瓣种子7～10粒，习称“白蔻仁”或“蔻米”。为不规则的多面体，直径3～4毫米，表面暗棕色或灰棕色，有微细的波纹，一端有圆形小凹点。质坚硬，断面白色，有油性。气芳香，味辛凉，以果皮薄而完整、气味浓厚者为佳。

【药理作用】能促进胃液分泌，增进胃肠蠕动，制止肠内异常发酵，祛除胃肠积气，故有良好的芳香健胃作用。其挥发油能增强小剂量链霉素对豚鼠实验性结核的作用。所含α-萜品醇与4-松油醇均有显著的平喘作用。其果壳水煎剂对志贺痢疾杆菌有抑制作用。

【用法用量】内服：煎汤（不宜久煎），3～6克；或入丸、散。

【方剂选用】①治胃寒作吐及作痛者：白豆蔻15克，研为末，以酒送下。②治胃气冷、食入即欲吐：白豆蔻3枚，捣，筛，研细，以好酒150～300毫升微温调之，饮用。③治脾胃气不和，止脾泄泻痢：白豆蔻100克（用仁，一半生一半熟），枳壳250克（去瓤，以浆水煮软，麸炒令香止），肉桂100克（去皮），陈皮100克（去瓤，炒，切细），诃子100克（去核，半生半熟），当归100克（洗）。上6味均杵为末，每次取5克，加水75～150毫升，再加姜、枣同煎至七分，稍温时服。如要做成丸，则用好枣，以浆水煮，去皮核，细研，做成如梧桐子大小的丸。以姜擘破，炒至黑色，入水煎汤，下丸子。④治气膈脾胃，全不进食：白豆蔻、砂仁各100克，陈米1升（淘洗净，略蒸过，于铫内炒），丁香25克（不见火）。上药均研为细末，和枣肉做成如小赤豆大小的丸，每次服50～100丸，以米汤调下。

草豆蔻

【别名】豆蔻、漏蔻、草果、豆蔻子、草蔻、大草蔻、偶子。

【来源】姜科山姜属植物草豆蔻的成熟种子。

【性味】温，辛。

【药理作用】本品煎剂对金黄

色葡萄球菌、痢疾杆菌及大肠杆菌有抑制作用，低浓度对豚鼠离体肠管呈兴奋作用，高浓度则转为抑制。

【用法用量】内服：煎汤，3～6克；或入丸、散。

【方剂选用】①治脾胃虚弱、不思饮食、呕吐满闷、心腹痛：草豆蔻400克，生姜1片（连皮切作片），甘草200克（剉碎）。将上3味药和匀放入银器内，用水过药3指许，慢火熬令水尽，取出，焙干，杵为末。每次服5克，用白开水点服。夏月煎之，做冷饮服亦妙。②治呕逆不下食，腹中气逆：草豆蔻7枚（碎），生姜30克，人参15克，甘草15克（炙）。上4味药均切碎，以水2升煮取0.5升，去渣，温时分2次服完。③治冷痰呕逆、胸膈不利：草豆蔻（去皮）、半夏各25克（汤洗去滑，切，焙），陈皮1.5克（汤浸去白，焙）。上3味药粗捣筛，每次取15克，加水500毫升，放入5片生姜，煎至35克，去渣温服，不拘时候。④治胃冷、吃食无味及脾虚泄泻不止，兼治酒后痢疾、心胸不快、不思饮食：草豆蔻25克（每个面裹煨，候面焦黄，去面用），甘草50克（炙），肉桂50克（去皮），陈皮50克，姜50克（去白）。上5味同研为细末，每次取7.5克，放入陈米末5克，加水150～300毫升，大枣2枚同煎，温服，其渣再煎服之。

【注意事项】阴虚血少、津液不足者禁服，无寒湿者慎服。

草　果

【别名】草果仁、草果子、老蔻。

【来源】姜科砂仁属植物草果的成熟果实。

【性味】温，辛。

【药材性状】本品呈长椭圆形，具3个钝棱，长2～4厘米，直径1～2.5厘米。表面灰棕色至红棕色，具纵沟及棱线，顶端有圆形突起的柱基，基部有果梗或果梗痕。果皮质坚韧，易纵向撕裂。剥去外皮，中间有黄棕色隔膜，将种子团分成3瓣，每瓣有种子多为8～11粒。种子呈圆锥状多面体，直径约5毫米；表面红棕色，外被灰白色膜质的假种皮，种脊为1条纵沟，尖端有凹状的种脐；质硬，胚乳灰白色。有特异香气，味辛、微苦。

【药理作用】能提高离体家兔

十二指肠自发活动的紧张性，使之振幅加大；拮抗肾上腺素对回肠活动的抑制作用。所含 α 和 β－蒎烯有镇咳祛痰作用，而 β－蒎烯有较强的抗炎、抗真菌作用，桉叶油醇（1，8–桉叶素）有镇痛、解热、平喘作用。此外，本品含有的香叶醇有抗细菌、真菌及驱豚鼠蛔虫作用。

【用法用量】内服：煎汤，3～6克；或入丸、散。

量天尺花

【别名】霸王花、剑花、韦陀花、天尺花、龙骨花、七星剑花。

【来源】本品为仙人掌科量天尺属植物量天尺的花。

【性味】微寒，甘。

【药材性状】花纵向切开，呈不规则长条状，长15～17厘米。萼片棕色至黄棕色，萼管下部细长，扭曲，外被皱缩的鳞片花瓣数轮，棕色或黄棕色，狭长披针形，有纵脉；雄蕊多数。气微，味稍甜。

【药理作用】对慢性肠胃炎、气管方面的疾病、胃溃疡、淋巴结肿大等疾病有很好的疗效。

【用法用量】内服：煎汤，9～15克。外用：鲜品，捣敷。

桃 花

【别名】碧桃、花桃。

【来源】蔷薇科桃属植物桃的花。

【性味】平，苦。

【用法用量】可泡茶、浸酒、煮粥，或入丸、散，也常研末口服，或外用涂敷于面部。煎服用量在3～6克，研末后用量为1.5克。

【方剂选用】①治脚气、腰肾膀胱宿水及痰饮：桃花1000克，阴干，捣为细末，以温清酒调和，1次服尽，通利为度。空腹服之，须臾当转，可六七行，但宿食不消化等物，总泻尽，若中间觉饥虚，进少许软饭及糜粥。②治产后大小便秘涩：桃花、冬葵子、滑石、槟榔各50克，上药均捣为细末。每餐饭前服，以葱白汤调下10克。③治妇人无子：桃花、杏花，阴干研为末，和井华水，每次服5～6克。④治白秃：取桃花适量，研成细末，和猪油，敷于患处。

【注意事项】不宜久服，孕妇忌服。

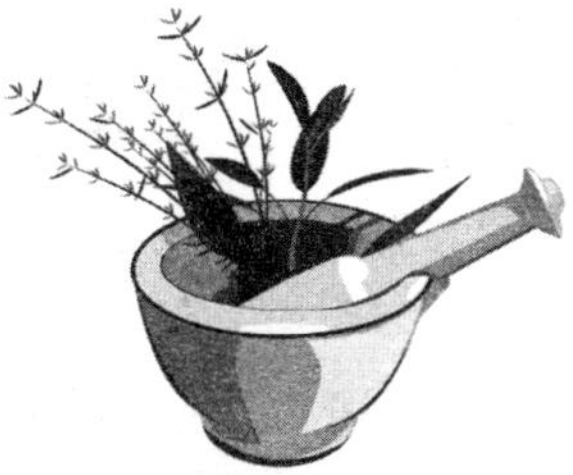

第六章

利水渗湿类

凡能通利水道、渗泄水湿，以治疗水湿内停病证为主要作用的药物，称为利水渗湿药。它常是中药中的利尿药，但也不完全等于利尿药。

湿有两种含义，一是有形的水分在体内潴留，形成水肿，尤指下肢水肿明显者，宜用利水渗湿药消除水肿；二是痰饮，黏稠的液体为痰，如慢性支气管炎就有大量痰液积留，胃炎等会引起水分或分泌物在胃内积留，以及体腔内的异常液体（胸水、腹水等）都属于痰饮，可适当配合利水渗湿药治疗。湿与热所致的各种湿热证如淋浊、湿热发黄、疮疡等也可用利水渗湿药治疗。

本类药物味多甘淡，淡能渗泄，具有利水消肿、利尿通淋、利湿退黄等功效，主要用于水肿、小便不利、淋证、黄疸、湿疮、湿疹、泄泻、带下、湿温、湿痹等水湿内停所致的各种病症。

本类药物根据其性能特点及临床应用的不同，一般可分为利水消肿药、利尿通淋药和利湿退黄药三类。

应用利水渗湿药，须视不同病证选择相应药物，并做适当配伍。如水肿骤起，有表证者，配宣肺发汗药；水肿日久，脾肾阳虚者，可与温补脾肾药同用；湿热蕴结下焦，膀胱湿热者，可与清热泻火药配伍；热伤血络而致尿血者，可与清热凉血止血药同用；湿热蕴结肝胆而致黄疸者，又可配伍清热燥湿药。

此外，气行则水行，气滞则水停，故利水渗湿药还常与行气药配伍，以提高疗效。

利水渗湿药易耗伤津液，故阴虚津伤者应慎用或忌用。

利水消肿药

本节药物能利水渗湿，服药后能使小便通畅，尿量增多，具有利水消肿作用。

茯　苓

【别名】茯菟、松腴、不死面、松薯、松苓、松木薯。

【来源】多孔菌科卧孔属真菌茯苓的菌核。

【性味】平，甘、淡。

【药材性状】完整的茯苓呈类圆形、椭圆形、扁圆形或不规则团块，大小不一。外皮薄，外皮呈棕褐色或黑棕色，粗糙，具皱纹和缢缩，有时部分剥落。质坚实，破碎面颗粒状，近边缘淡红色，有细小蜂窝样孔洞，内部白色，称为白茯苓；少数淡红色，称为赤茯苓。有的中间抱有松根，习称“茯神块”。气微，味淡，嚼之粘牙。

【药理作用】本品煎剂有镇静、抗溃疡、防止肝细胞坏死、保肝、增加心肌组织K^+含量、减轻卡那霉素中毒性耳损害的作用，还有抗肿瘤作用。

【用法用量】内服：煎汤，10～15克；或入丸、散。宁心安神用朱砂拌。

【方剂选用】①治小便多、滑数不禁：白茯苓（去黑皮）、干山药（去皮，放入白矾水内浸泡，慢火焙干）各等分，均研为细末，以稀米汤调服之。②治孕妇转胞：茯苓赤、白各25克，升麻6.5克，当归10克，川芎5克，苎麻根15克，以急流水煎服之。调琥珀末10克服更佳。③治皮水，四肢肿，水气在皮肤中，四肢聂聂动：防己、黄芪、桂枝各15克，茯苓30克，甘草10克。上5味药以水2升煎取0.6升，分3次服。

【注意事项】阴虚而无湿热、虚寒滑精、气虚下陷者慎服。

猪 苓

【别名】豕零、野猪粪、地乌桃。

【来源】多孔菌科多孔菌属真菌猪苓的干燥菌核。

【性味】平，甘、淡。

【药材性状】菌核呈不规则块状、条形、类圆形或扁块状，有的有分枝，长5～25厘米，直径2～6厘米。表面黑色、灰黑色或棕黑色，皱缩或有瘤状突起。体轻，质硬，断面类白色或黄白色，略呈颗粒状。气微，味淡。

【药理作用】本品可通过抑制肾小管对水电解质的重吸收，达到利尿的作用；猪苓多糖能抑制小鼠S_{180}腹水癌细胞内DNA合成环磷酸腺苷的活性。此外，还有保肝、抗辐射、抗菌、抗衰老、促进免疫、增强血小板聚集等作用。

【用法用量】内服：煎汤，10～15克；或入丸、散。

【方剂选用】①治肝硬化腹水：鲤鱼1条（重500～2000克），猪苓、大腹皮、防己、泽泻各9克。剖开鱼腹，除掉内脏，洗净，将以上4味药研末装入鱼腹内，煮熟，去药渣，食鱼喝汤。②治小便赤少、大便溏泄：猪苓、茯苓、泽泻、白术各等分，研为细末，每次服用10克，空腹调服。

【注意事项】无水湿者忌服，以免伤阴。

泽 泻

【别名】水泻、芒芋、鹄泻、泽芝、及泻、禹孙、天鹅蛋、天秃。

【来源】泽泻科泽泻属植物泽泻的块茎。

【性味】寒，甘、淡。

【药材性状】块茎类球形、椭圆形或卵圆形，长2～7厘米，直径2～6厘米。表面黄白色或淡黄棕色，有不规则的横向环状浅沟纹及多数细小突起的须根痕，底部有的有瘤状芽痕。质坚实，断面黄白色，粉性，有多数细孔。气微，味微苦。

【药理作用】本品煎剂有显著的利尿作用，尤对肾炎患者，还有抗血小板凝集作用。泽泻的脂溶性部分有降血脂、降胆固醇和抗动脉粥样硬化作用。此外，泽泻有降血压、降血糖、抗脂肪肝、减肥和抗炎作用，对金黄色葡萄球菌、肺炎双球菌、结核杆菌有抑制作用。

【用法用量】内服：煎汤，6~12克；或入丸、散。

【方剂选用】①治鼓胀水肿：白术、泽泻各25克，均研为细末，每次煎服15克，以茯苓汤调下。②治妊娠气壅、身体腹胁浮肿、喘息促、大便难、小便涩：泽泻50克，桑白皮50克（剉），木通50克（剉），枳壳50克（麸炒微黄，去瓤），赤茯苓50克，槟榔50克。上药均捣粗罗为散，每次取20克，以水200毫升，入生姜0.25克，煎至水剩一大半，去渣，于每餐饭前温服，以稍利为效。③治心下支饮，其人苦冒眩：泽泻15克，白术6克，以水2升煮取1升，温服。

【注意事项】肾虚精滑无湿热者禁服。

【特别附注】泽泻的叶（泽泻叶）、果实（泽泻实）亦供药用。泽泻叶有益肾、止咳、通脉、下乳的功效，主治虚劳、咳喘、乳汁不下、疮肿。泽泻实有除风痹、消渴、益肾气、引阴、补不足、除邪实的功效，久服令人颜面生光，但也会令人无子，所以宜慎用。

薏苡仁

【别名】起实、感米、薏珠子、回回米、草珠儿、赣珠、薏米、米仁、薏仁、苡仁。

【来源】禾本科薏苡属植物薏苡的成熟种仁。

【性味】微寒，甘、淡。

【药材性状】种仁宽卵形或长椭圆形，长4~8毫米，宽3~6毫米。表面乳白色，光滑，偶有残存的黄褐色种皮。一端钝圆，另端较宽而微凹，有一淡棕色点状种脐。背面圆凸，腹面有1条较宽而深的纵沟。质坚实，断面白色，粉质。气微，味微甜。

【药理作用】本品醇提物有抗癌、抗菌作用。薏苡仁油能阻止或降低骨骼肌挛缩作用，对子宫呈兴奋作用。此外，其脂肪油有降血糖、解热、镇静、镇痛作用。

【用法用量】内服：煎汤，10~30克；或入丸、散，浸酒，煮粥，做羹。健脾益胃，宜炒用；利水渗湿，清热排脓，舒筋除痹，均宜生用。本品力缓，宜多服久服。

【方剂选用】①治水肿喘急：郁李仁100克，研成末，以水滤汁，以汁煮薏苡仁饭，每日食用2次。②治筋脉拘挛，久风湿痹，下气，除肾中邪气，利肠胃，消水肿，久服轻身益气力：薏苡仁适量，捣为散，每次以水2升煮2匙薏苡仁末做粥，空腹食之。

赤小豆

【别名】小豆、赤豆、红豆、红小豆、猪肝赤、杜赤豆。

【来源】豆科豇豆属植物赤小豆的种子。

【性味】微寒，甘、酸。

【药材性状】干燥种子略呈圆柱形而稍扁，长5~7毫米，直径约3毫米，种皮赤褐色或紫褐色，平滑，微有光泽，种脐线形，白色，约为全长的2/3，中间凹陷成一纵沟，偏向一端，背面有1条不明显的棱脊。质坚硬，不易破碎，除去种皮，可见两瓣乳白色子仁。气微，嚼之有豆腥味。

【药理作用】本品煎剂对金黄色葡萄球菌、福氏痢疾杆菌及伤寒杆菌等有抑制作用。所含蛋白酶抑制剂能抑制胰蛋白酶和人体精子顶体酶的活性。

【用法用量】内服：煎汤，10~30克；或入散剂。外用：生研调敷，或煎水洗。

冬瓜皮

【别名】白瓜皮、白东瓜皮。

【来源】葫芦科冬瓜属植物冬瓜的外层果皮。

【性味】微寒，甘。

【药材性状】果皮为不规则的碎片，常向内卷曲，大小不一。外表面灰绿色或黄白色，被有白霜，有的较光滑不被白霜；内表面较粗糙，有的可见筋脉状维管束。体轻，质脆。无臭，味淡。

【药理作用】非肾性水肿恢复期患者内服冬瓜皮煎剂100克，并饮水1000毫升，在服药后2小时内排出尿量较对照组显著增加，2~4小时之间则较对照组减少。

【用法用量】内服：煎汤，15~30克。外用：煎水洗。

【方剂选用】①治水肿：冬瓜皮30克，五加皮9克，姜皮12克，水煎服。②治体虚浮肿：冬瓜皮30克，赤小豆60克，红糖适量，煮烂，食豆服汤。③治咳嗽：冬瓜皮25克（经霜者），蜂蜜少许，水煎服。④治夏日暑热口渴、小便短赤：冬瓜皮、西瓜皮各等量，煎水代茶饮。⑤治消渴不止、小便多：冬瓜皮、麦冬各30～60克，黄连10克，水煎服，每日2～3次分服。

【注意事项】因营养不良而致虚肿者慎用。

玉米须

【别名】玉麦须、玉米蕊、苞谷须、棒子毛。

【来源】禾本科玉米属植物玉米的花柱及柱头。

【性味】平，甘、淡。

【药材性状】本品常集结成疏松团簇，花柱线状或须状，淡绿色、黄绿色至棕红色，有光泽，略透明，柱头2裂，叉开，长至30厘米，质柔软，气微，味淡。

【药理作用】本品煎剂有明显利尿作用，还能抑制蛋白质排泄。水浸液、乙醇-水浸液、乙醇浸液、水煎剂均有降血压作用。能促进胆汁分泌和排泄，降低胆汁黏稠性及胆红素含量。本品还有降血糖、增加血中凝血酶原和加速血液凝固作用。

【用法用量】内服：煎汤，15～30克，大剂量可用至60～90克；或烧存性，研末。外用：烧烟吸入。

【方剂选用】①治血吸虫病、肝硬化腹水：玉米须30～60克，冬瓜子15克，赤小豆30克，水煎服，每日1剂，15剂为1个疗程。②治尿路感染：玉米须15克，金钱草45克，萆薢30克，水煎服。③治肾脏炎、初期肾结石：玉米须分量不拘，煎浓汤，频服。④治尿血：玉米须30克，荠菜花15克，白茅根18克，水煎去渣，每日2次分服。

【注意事项】孕妇慎用。

【特别附注】玉米的根（玉米根）、叶（玉米叶）、穗轴（玉米轴）、种子榨取的脂肪油（玉米油）、鞘状苞片（玉米苞片）、雄花穗（玉米花）均供药用。玉米根有清热利尿、祛瘀止血的功效，主治小便不利、鼓胀、砂淋、胃痛、吐血。玉米叶有调中开胃、通淋除湿的功效，主治食欲减少、尿路结石、小便淋沥灼痛。玉米轴有健脾利湿的功效，主治泻痢、小便不利、水肿、脚气、小儿夏季热、消化不良、口舌糜烂。玉米油有降压、降血脂的功效，主治高血压、高血脂、动脉硬化、冠心病。玉米苞片有清热利尿的功效，主治肾及膀胱结石、胃炎、胃痛吐酸、腹水。玉米花有清热利湿的功效，主治胆囊炎、肝炎。

葫　芦

【别名】匏瓜、腰舟、瓠匏、蔢姑、葫芦瓜、葫芦。

【来源】葫芦科一年生攀缘草本瓢瓜的干燥果皮。

【性味】平，甘、淡。

【药材性状】本品呈扁长方形或卵圆形，长1.2～1.8厘米，宽约0.6厘米，表面浅棕色或淡白色，较光滑，并有两面对称的4条深色花纹，花纹上密被淡黄色绒毛，一端平截或心形凹入，一端渐尖或钝尖。外种皮质硬而脆，子叶2片，乳白色，富含油性。气微，味微甜。

【药理作用】本品煎剂内服有显著的利尿作用。

【用法用量】内服：煎汤，10～30克，或煅存性研末。

香加皮

【别名】五加皮、北五加皮、杠柳皮、臭五加、山五加皮、香五加皮。

【来源】萝藦科杠柳属植物杠柳的根皮。

【性味】微温，辛、苦。有毒。

【药材性状】根皮呈卷筒状或槽状，少数呈不规则块片状，长3～10厘米，直径1～2厘米，厚2～4毫米。外表面灰棕色至黄棕色，粗糙，有横向皮孔，栓皮松软常呈鳞片状，易剥落，露出灰白色皮部；内表面淡黄色至灰黄色，稍平滑，有细纵纹。体轻，质脆，易折断，断面黄白色，不整齐。有特异香气，味苦。

【药理作用】本品醇提取物有强心、升压作用。此外，尚有抗炎、兴奋神经系统、抗肿瘤的作用。

【用法用量】内服：煎汤，4.5～9克；或浸酒，或入丸、散。外用：煎水洗。

【方剂选用】①治风湿性关节炎，关节拘挛疼痛：取香加皮、穿山龙、白鲜皮各15克，用白酒浸泡1日，每日服10毫升。②治筋骨软弱、脚痿行迟：香加皮、木瓜、牛膝各等分，均研为末，每次服5克，每日服3次。③治阴囊水肿、小便不利：香加皮、陈皮、生姜皮、茯苓皮、大腹皮各15克，水煎服。

泽　漆

【别名】漆茎、猫儿眼睛草、五凤灵枝、五凤草、绿叶绿花草。

【来源】大戟科大戟属植物泽漆的全草。

【性味】微寒，辛、苦。有毒。

【药材性状】全草长约30厘米，茎光滑无毛，多分枝，表面黄绿色，基部呈紫红色，具纵纹，质脆。叶互生，无柄，倒卵形或匙形，长1～3厘米，宽0.5～1.8厘米，先端钝圆或微凹，基部广楔形或突然狭窄，边缘在中部以上具锯齿；茎顶部具5片轮生叶状苞，与下部叶相似。多歧聚伞花序顶生，有伞梗；杯状花序钟形，黄绿色。蒴果无毛。种子卵形，表面有凸起网纹。气酸而特异，味淡。

【用法用量】内服：煎汤，3～9克；熬膏或入丸、散。外用：煎水洗、熬膏涂或研末调敷。

【方剂选用】①治水气通身红肿、四肢无力、喘息不安、腹中响响胀满、眼不得视：泽漆根500克，鲤鱼2500克，赤小豆2000克，生姜400克，茯苓150克，人参、麦冬、甘草各100克。上8味药均细切，以水17升，先煮鱼及赤小豆，煎煮至7升，去渣，放入其他药煮取4.5升。每次服0.3升，日服3次；身体弱者每次服0.2升，服2次后则气下喘止，这时每次可服0.4升，不久则小便利、肿减或大便溏下。②治心下有物大如杯、不得食者：葶苈100克（熬），大黄100克，泽漆200克，捣筛，加蜂蜜做成如梧桐子大小的丸，每次服2丸，日服3次。③治肺源性心脏病：鲜泽漆茎叶60克，洗净切碎，加水500克，放鸡蛋2个煮熟，去壳刺孔，再熬煮数分钟。先吃鸡蛋后喝汤，每日1剂。④治乳汁稀少：鲜泽漆30克，黄酒适量，炖服。

吐烟花

【别名】吐烟草。

【来源】荨麻科赤车属植物吐烟花的全草。

【性味】凉，甘、微涩。

【药材性状】干品多缠绕扭曲。茎细长，暗紫色，节处可见纤细的不定根或合生的小托叶。叶有两种，一种细小线形，一种较大，湿润展平后呈斜卵形，先端钝圆，基部极不对称，边缘有波状圆锯齿，表面深绿色，可见明显而稠密的线状条纹（钟乳体），尤以边缘处更密集，质脆。

【药理作用】其95%乙醇提取物有一定的诱导细胞凋亡作用。

【用法用量】内服：煎汤，6～15克，鲜品30～60克。外用：鲜品捣敷或煎水外洗。

【方剂选用】①治急、慢性肝炎，神经衰弱：吐烟花干品6～15克（鲜品30～60克），水煎服。②治变应性皮炎：吐烟花煎水洗。③治下肢溃疡及疖肿：吐烟花鲜品捣烂外敷。

【注意事项】孕妇慎用。

黄花稔

【别名】四吻草、索血草、山鸡、拔毒散、脓见消、单鞭救主、梅肉草、柑仔蜜、蛇总管、四米草、尖叶嗽血草、白索子。

【来源】锦葵科黄花稔属植物黄花稔的叶或根。

【性味】凉，微辛。

【药理作用】①对心血管系统的作用：黄花稔煎剂对离体蛙心低浓度（0.78%）有抑制作用，高浓度（6.25%）则使心跳停止于收缩状态，最小中毒浓度为1.56%。②对肠管平滑肌的作用：家兔静脉注射5%～10%的黄花稔1毫升/千克，使在体肠管紧张性明显增加，基线显著上升，蠕动变慢，振幅增大，1%浓度，使离体家兔肠管振幅缩小，但紧张性增高，基线上升，2.5%使肠管运动抑制，运动频率显著变慢，波幅显著缩小，紧张性显著增高。

【用法用量】内服：煎汤，15～30克。外用：煎水洗或鲜草捣烂敷患处。

【方剂选用】①治创伤：取黄花稔叶与五爪龙共捣，敷患处。②治外痔核肿痛：黄花稔全草30克，金针菜根、山芙蓉根各20克，水煎服。③治小儿热结肿毒：取鲜黄花稔适量，调糯米饭捣烂，加热外敷。④治腰痛：取黄花稔根30～45克，乌贼干2只，酌加酒、水各半炖服。

【注意事项】孕妇慎用。

利水通淋药

本节药物尤善清利下焦湿热，长于利尿通淋，多用于治疗小便短赤、热淋、血淋、小便混浊等。

车前草

【别名】牛舌草、虾蟆衣、牛遗、车轮草、蛤蟆草、钱贯草、地胆头。

【来源】车前科车前属植物车前的全草。

【性味】寒，甘。

【药材性状】根丛生，须状。叶片皱缩，展平后呈卵状椭圆形或宽卵形，长6～13厘米，宽2.5～8厘米，表面灰绿色或深墨绿色，具明显弧形脉5～7条；先端钝或短尖，基部宽楔形，全缘或有不规则波状浅齿。穗状花序数条，花茎长。蒴果盖裂，宿萼存。气微香，味微苦。

【药理作用】①对泌尿系统的影响：车前草水提醇沉液给犬静注可使其输尿管蠕动频率增强，输尿管上段腔内压力升高。这可能是车前草利尿排石的机制之一。车前草乙醇提取物可剂量依赖性抑制马肾脏Na^{+}-K^{+}-ATP酶的活性。②镇咳、平喘、祛痰作用：车前草水煎剂灌胃，可抑制猫电刺激引起的咳嗽。水煎剂体外对抗组胺所致的离体豚鼠气管的兴奋。水煎剂灌胃可减少小鼠自主活动并有中枢镇静作用。车前草煎剂灌胃使家兔气管分泌量增加，有一定祛痰作用。

【用法用量】内服：煎汤，15～25克；或捣汁。外用：捣敷。

【方剂选用】①明目：车前草自然汁调朴硝末，卧时涂眼胞上，明早水洗去。②治泄泻：车前草12克，铁马鞭6克，共捣烂，冲凉水服。③治头面肿：车前草水煎服，大便秘者，加蜂蜜1勺。

【注意事项】虚滑精气不固者禁用。

关木通

【别名】马木通、苦木通、木通、东北木通。

【来源】马兜铃科马兜铃属植物木通马兜铃的藤茎。

【性味】寒，苦。

【药材性状】茎呈长圆柱形，稍扭曲，长1～2米，直径1～6厘米。表面灰黄色或棕黄色，有浅纵沟及棕褐色残余粗皮的斑点。节部稍膨大，有1枝痕。体轻，质硬，不易折断，断面黄色或淡黄色，皮部薄，木部宽广，有多层整齐环状排列的导管，射线放射状，髓部不明显。摩擦残余粗皮，有樟脑样臭。气微，味苦。

【药理作用】本品煎剂有利尿、强心作用，对痢疾杆菌及皮肤真菌均有抑制作用，马兜铃酸有抑制肿瘤细胞生长和增强免疫的作用。

【用法用量】内服：煎汤，3～6克。

金丝梅

【别名】猪拇柳、土连翘、芒种花、黄花香、大叶黄、大田边黄、金香。

【来源】藤黄科金丝桃属植物金丝梅的全株。

【性味】寒，苦、辛。

【药材作用】金丝梅蒽酮对动物具有毒性。

【用法用量】内服：煎汤，6～15克。外用：适量，捣敷；或炒研末撒。

【方剂选用】①治扁桃体炎：金丝梅、板蓝根各15克，水煎服。②治咳嗽：金丝梅全草9克，生姜1片，捣烂兑开水冲服。③治跌打损伤：金丝梅、苎麻根各适量，捣烂外包。④治烧、烫伤：金丝梅花或叶、地榆叶各等分，炒炭研末，溃者撒患处，未溃者用清油调搽。

通　草

【别名】寇脱、离南、倚商、通脱木、葱草、白通草、通花、大通草、通大海、泡通、五加风。

【来源】五加科通脱木属植物通脱木的茎髓。

【性味】微寒，甘、淡。

【药材性状】茎髓呈圆柱形，长20～40厘米，直径1～2.5厘米。

表面白色或淡黄色，有浅纵沟纹。体轻，质松软，稍有弹性，易折断，断面平坦，显银白色光泽，中央有直径0.3～1.5厘米的空心或半透明的薄膜，纵剖面呈梯状排列，实心者（仅在细小茎髓中的某小段）少见，无臭，无味。

【药理作用】本品有利尿及促进乳汁分泌的作用。

【用法用量】内服：煎汤，2～5克。

【方剂选用】①治气热淋疾、小便数急痛、小腹虚满：通草煎汤，并葱食之。②治热气淋涩、小便赤如红花汁者：通草150克，冬葵子1000克，滑石200克（碎），石韦100克。上药均切碎，以水6升煎取2升，去渣，温时3次服完。忌食五腥、热面、炙物。③治膀胱积热尿闭：通草9克，车前草9克，龙胆9克，瞿麦9克，水煎服。④治急性肾炎：通草6克，茯苓皮12克，大腹皮9克，水煎服。

瞿　麦

【别名】巨句麦、大兰、山瞿麦、瞿麦穗、南天竺草、麦句姜、剪绒花。

【来源】石竹科石竹属植物瞿麦或石竹的地上部分。

【性味】寒，苦。

【药材性状】茎直立，淡绿至黄绿色，光滑无毛，节部稍膨大。叶多数完整，对生，线形或线状披针形。花有淡黄色膜质的宿萼，萼筒长约为全花的3/4；萼下小苞片淡黄色，约为萼筒的1/4。有时可见到蒴果，长圆形，外表皱缩，顶端开裂，种子褐色、扁平。茎中空，质脆易断。

【药理作用】本品煎剂有利尿作用，能增加尿中氯化钠的排出；还有兴奋肠管与子宫平滑肌、抑制心脏、降低血压、杀死血吸虫等作用。此外，对金黄色葡萄球菌、大肠杆菌、伤寒杆菌、福氏痢疾杆菌、绿脓杆菌均有抑制作用。

【用法用量】内服：煎汤，3～10克；或入丸、散。外用：煎汤洗或研末调敷。

【方剂选用】①治大人、小儿心经邪热，一切蕴毒，咽干口燥，大渴引饮，心忪面热，烦躁不宁，目赤睛疼，唇焦鼻衄，口舌生疮，咽喉肿痛，又治小便赤涩、癃闭不通及热淋、血淋：车前子、瞿麦、萹蓄、滑石、山栀子、甘草（炙）、木通、大黄（面裹煨，去面，切，焙）各500克。上药均研为散，每次取10克，加水200毫升，加入灯心草做药引，煎至七分，去渣，饭后、晚睡前温服。小儿酌量减少。②治小便不利，有水气，其人苦渴：瓜蒌根100克，茯苓150克，山药150克，附子1枚（炮），瞿麦50克。上5味药均研为末，加蜂蜜做成梧桐子大小的丸，每次饮服3丸，日服3次，无效则每次增至7～8丸，以小便利、腹中温为度。③治下焦结热，小便黄赤，淋闭疼痛，或有血出，及大小便俱出血者：山栀子25克（去皮，炒），瞿麦50克，甘草1.5克（炙），上药均研为末，每次取25～35克，加水1碗，放入连须葱根7个，灯心草50茎，生姜5～7片，同煎至七分，时时温服。

【注意事项】下焦虚寒、小便不利以及妊娠、新产者禁服。

萹　蓄

【别名】萹竹、萹苋、蓄辩、萹蔓、萹竹、地萹蓄、编竹、粉节草、百节草、铁绵草。

【来源】蓼科蓼属植物萹蓄的全草。

【性味】微寒，苦。

【药材性状】本品茎呈圆柱形而略扁，有分枝，长15～40厘米，直径0.2～0.3厘米。表面灰绿色或棕红色，有细密微突起的纵纹；节部稍膨大，有浅棕色膜质的托叶鞘，节间长约3厘米；质硬，易折断，断面髓部白色。叶互生，近无柄或具短柄，叶片多脱落或皱缩、破碎，完整者展平后呈披针形，全缘，两面均呈棕绿色或灰绿色。无臭，味微苦。

【药理作用】本品煎剂有显著利尿作用，水及醇提取物静脉注射有降压作用，本品含的萹蓄苷有利胆作用，此外还有抗菌、止血、兴奋子宫作用。

【用法用量】内服：煎汤，10～15克；或入丸、散；杀虫单用30～60克，鲜品捣汁饮50～100克。外用：捣烂敷或煎水洗。

【注意事项】脾胃虚弱及阴虚患者慎服。

地肤子

【别名】地葵、地麦、益明、落帚子、独扫子、竹帚子、千头子、帚菜子、铁扫把子、扫帚子。

【来源】藜科地肤属植物地肤的成熟果实。

【性味】寒，苦。

【药材性状】胞果呈扁球状五角星形，直径1~3毫米，外被宿存花被。表面灰绿色或淡棕色，周围具三角形膜质小翅5枚，背面中心有微突起的点状果梗痕及放射状脉纹5~10条，剥离花被，可见膜质果皮，半透明。种子扁卵形，长约1毫米，黑色。无臭，味微苦。

【药理作用】本品水浸剂（1∶3）对多种皮肤真菌均有不同程度的抑制作用。地肤子煎剂有利尿、抑制单核吞噬系统功能、抗炎的作用。

【用法用量】内服：煎汤，6~15克；或入丸、散。外用：煎水洗。

【方剂选用】①治下焦结热，致患淋证，小便赤黄不利，数起出少，经痛或血出：地肤子15克，知母、黄芩、猪苓、瞿麦、枳实、升麻、通草、冬葵子、海藻各10克，以水2升煮取0.6升，温时分3次服完。大小便皆闭者加大黄15克。②治肾炎水肿：地肤子10克，浮萍8克，木贼6克，桑白皮10克，水煎去渣，每日3次分服。③治阳虚气弱、小便不利：野台参20克，威灵仙2.5克，麦冬30克（带心），地肤子5克，煎服。④治阴虚血亏、小便不利：熟地黄50克，生龟板25克（捣碎），生白芍25克，地肤子5克，煎服。⑤治久血痢，日夜不止：地肤子50克，地榆1.5克（剉），黄芩1.5克，上药均捣细，不计时候，每次以粥饮调下10克。

【注意事项】内无湿热、小便过多者忌服，反螵蛸。

【特别附注】地肤子的嫩茎叶（地肤苗）亦供药用，有清热解毒、利尿通淋的功效，主治赤白痢、泄泻、小便淋痛、痹证、小儿疳积、目赤涩痛、雀盲、皮肤风热赤肿、恶疮疥癣。

海金沙

【别名】左转藤灰、海金砂。

【来源】海金沙科海金沙属植物海金沙的孢子。

【性味】寒，甘、淡。

【药材性状】孢子粉状，棕黄色或黄褐色。体轻，手捻有光滑感，置手中易由指缝滑落。撒入水中浮于水面，加热后则逐渐下沉；

燃烧时发出轻微爆鸣及明亮的火焰，无灰渣残留，气微，味淡。

【用法用量】内服：煎汤，5~9克，包煎；或研末，每次2~3克。外用：适量，煎水洗或捣敷。

【方剂选用】①治诸淋急痛：海金沙37.5克，滑石25克，研为细末，每次取12.5克，加入灯心草、木通、麦冬草各适量，以新水煎，入蜜调下。②治尿路结石：海金沙、金钱草、车前草各30克，煎服。③治膀胱炎：海金沙、车前草、积雪草、一点红、白茅根各30克，煎水服。④治肾炎水肿：海金沙、马蹄金、白茅根各30克，玉米须12克，水煎服。

石　韦

【别名】石皮、石苇、金星草、石兰、生扯拢、石剑、虹霓剑草、金汤匙、肺心草。

【来源】水龙骨科石韦属植物庐山石韦的全草。

【性味】寒，苦、甘。

【药材性状】叶片略皱缩，展平后呈披针形，长10~25厘米，宽3~5厘米。先端渐尖，基部耳状偏斜，全缘，边缘常向内卷曲；上表面黄绿色或灰绿色，散布有黑色圆形小凹点；下表面密生红棕色星状毛，有的侧脉间布满棕色圆点状的孢子囊群。叶柄具四棱，长10~20厘米，直径1.5~3毫米，略扭曲，有纵槽。叶片革质。气微，味微涩苦。

【药理作用】本品煎剂有一定利尿作用，所含异杧果苷有镇咳祛痰作用，杧果苷有抑菌和抗单纯疱疹病毒作用，绿原酸有兴奋中枢神经系统作用。石韦对放疗和化疗引起的白细胞下降有升高作用。

【用法用量】内服：煎汤，9~15克；或研末入散剂。外用：研末涂敷。

【方剂选用】①治热淋、小便不利：石韦、车前子各等分，研为粗末，每次取25克，煎水，去渣温服。②治血淋：石韦、当归、蒲黄、芍药各等分，研为末，酒下。③治咳嗽：石韦（去毛）、槟榔（剉）各等分，研为细散，每次以生姜汤调下10克。④治崩漏、崩中血凝经：取适量石韦，研为末，每次取15克，以酒调服。⑤治发背：在二月和七月时采石韦叶，阴干研为末，以冷酒调服。

冬葵子

【别名】葵子、葵菜籽。

【来源】锦葵科锦葵属植物冬葵的果实或种子。

【性味】寒，甘。

【药材性状】果实呈扁球状盘形，直径4～7毫米。外被膜质宿萼，宿萼钟状，黄绿色或黄棕色，有的微带紫色，先端5齿裂，裂片内卷，其外有条状披针形的小苞片3片。果梗细短。果实由分果瓣10～12枚组成，在圆锥形中轴周围排成1轮，分果类扁圆形，直径1.4～2.5毫米。表面黄白色或黄棕色，具隆起的环向细脉纹。种子肾形，棕黄色或黑褐色。气微，味涩。

【药理作用】体外实验有抑制肿瘤细胞生长的作用。

【用法用量】内服：煎汤，6～15克；或入散剂。

【方剂选用】①治妊娠有水气、身重、小便不利、洒淅恶寒、起即头眩：冬葵子500克，茯苓150克，均杵为散，每次饮服5～6克，每日服3次，小便利则愈。②治大便不通10日至1个月：冬葵子末、人乳汁各等分，和服。③治胎死腹中，若母病，欲下之：牛膝15克，冬葵子40克，上2味以水2升煮取0.6升，分3次服完。④治血痢、产痢：冬葵子研为末，每次取10克，加入腊茶5克，以开水调服，日服3次。

【注意事项】气虚下陷、脾虚肠滑者忌服。

灯心草

【别名】虎须草、赤须、灯心、灯草、碧玉草、水灯心、铁灯心、虎酒草、曲屎草、秧草。

【来源】灯心草科灯心草属植物灯心草的茎髓或全草。

【性味】微寒，甘、淡。

【药材性状】本品呈细圆柱形，长达90厘米，直径1～3毫米，表面白色或淡黄白色。置放大镜下观察，有隆起的细纵纹及海绵样的细小孔隙，微有光泽。质轻柔软，有弹性，易拉断，断面不平坦，白色。无臭无味。

【药理作用】本品提取物在试管内对人癌细胞有抑制作用。

【用法用量】内服：煎汤，1～3克，鲜品15～30克；或入丸、散。治心烦不眠，朱砂拌用。外用：适量，烧存性研末撒或用鲜品捣烂敷，扎把外擦。

【注意事项】下焦虚寒、小便失禁者禁服。

【特别附注】灯心草的根及根茎（灯心草根）亦供药用，有利水通淋、清心安神的功效，主治淋病、小便不利、湿热黄疸、心悸不安。

萆　薢

【别名】百枝、竹木、赤节、白菝葜、粉萆薢、山田薯、土薯蓣、麻甲头。

【来源】薯蓣科薯蓣属植物粉背薯蓣的根茎。

【性味】平，苦。

【药材性状】根茎呈竹节状，类圆柱形，有分枝，表面皱缩，常残留有茎枯萎瘢痕及未除尽的细长须根。商品多为不规则的薄片，大小不一，厚约0.5毫米，边缘不整齐，有的有棕黑色或灰棕色的外皮。切面黄白色或淡灰棕色，平坦，细腻，有粉性及不规则的黄色筋脉花纹（维管束），对光照视，极为显著。质松，易折断。气微，味苦、微辛，无臭。

【药理作用】本品中提取的总皂苷具有显著降低动脉粥样硬化斑块发生率的作用，所含薯蓣皂苷有抗菌作用。

【用法用量】内服：煎汤，10～15克；或入丸、散。

【方剂选用】①治阴痿失溺：萆薢6克，附子4.5克，合煎汤内服。②治白带日久，体力衰弱：怀山药30克，萆薢24克，莲子9克，水煎，饭前温服。③治肠风、痔漏：萆薢（细剉）、贯众（逐叶擘下去土）各等分，捣细为末，每次取10克，温酒调下，饭前服。

【注意事项】肾虚阴亏者忌服。

磨盘草

【别名】金花草、磨挡草、耳响草、帽笼子、磨笼子、木磨子、磨盆草。

【来源】锦葵科苘麻属植物磨盘草的全草。

【性味】凉，甘、淡。

【药材性状】全草主干粗约2厘米，有分枝，外皮有网格状皱纹，淡灰褐色如被粉状，触之有柔滑感。叶皱缩，浅发绿色，背面色淡，少数呈浅黄棕色，被短柔毛，手捻之较柔韧而不易碎，有时叶腋有花或果。气微。

【用法用量】内服：煎汤，30～60克；或炖肉食。外用：捣敷或煎水熏洗。

【方剂选用】①治耳痛、耳聋：磨盘草60克，加瘦肉适量煎汤服。②治中耳炎：磨盘草30～60克，苍耳根15克，墨鱼干1个，水炖服。③治过敏性荨麻疹：磨盘草干全草30克，猪瘦肉适量，水炖服。

【注意事项】孕妇忌服。

【特别附注】本植物的根（磨盘根）、种子（磨盘草子）亦供药用。磨盘根有清热利湿、通窍活血的功效，主治肺燥咳嗽、胃痛、腹痛、泄泻、淋证、疝气、跌打损伤、耳鸣耳聋。磨盘草子有清热利水、清热解毒的功效，主治耳聋、乳汁不通、水肿、便秘、痢疾、痈疽肿毒。

肾　蕨

【别名】蜈蚣草、圆羊齿、天鹅抱蛋、蕨薯、凤凰蛋、落地珍珠、马骝卵、凤凰草、圆蕨、凉水果、麻雀蛋、蜈蚣蕨、水槟榔、冰果草。

【来源】肾蕨科肾蕨属植物肾蕨的块茎、叶或全草。

【性味】凉，甘、淡。

【药材性状】块茎球形或扁圆形，表面密生黄棕色绒毛状鳞片，可见自根茎脱落后的圆形瘢痕，除去鳞片后表面显亮黄色，有明显的不规则皱纹；质坚硬。叶簇生；叶柄略扭曲，下部有亮棕色鳞片；叶轴棕黄色，叶片常皱缩，展平后呈线状披针形，一回羽状分裂；羽片无柄，披针形，边缘有疏浅钝齿；两边的侧脉先端各有1行孢子囊群。气微，味苦。

【用法用量】内服：煎汤，干品6～15克，鲜品30～60克。外用：鲜全草或根茎捣敷。

【方剂选用】①治淋浊：肾蕨15克（干品），杉树尖21个，夏枯草15克，野萝卜菜12克，煎水兑白糖服。②治痢疾：肾蕨浸醋，每日服2次，每次服10个。③治淋巴结炎：肾蕨60克，黄糖少许，捣烂敷患处。④治中耳炎：鲜肾蕨块茎适量，捣烂绞汁，取汁滴耳内。⑤治睾丸炎：肾蕨鲜块茎30克，广木香、南五味子根各9克，水煎服；或用肾蕨块茎、薜荔果各15克，水煎服。

【注意事项】服药期间忌食酸、

辣食物和萝卜。

白屈菜

【别名】地黄连、牛金花、土黄连、八步紧、断肠草、雄黄草、山黄连、假黄连、小野人血草、黄汤子、胡黄连、小黄连。

【来源】罂粟科白屈菜属植物白屈菜的全草。

【性味】凉，苦。有毒。

【药材性状】根圆锥状，密生须根。茎圆柱形，中空；表面黄绿色，有白粉；质轻易折断。叶互生，多皱缩破碎；叶片完整者羽状分裂，裂片先端钝，边缘具不整齐的缺刻，上面黄绿色，下面灰绿色，具白色柔毛，尤以叶脉为多。花瓣4片，卵圆形，黄色，常已脱落。蒴果细圆柱形，有众多细小、黑色具光泽的卵形种子。气微，味微苦。

【药理作用】①对中枢神经系统的作用：白屈菜和白屈菜碱均具有类似吗啡的镇痛作用，明显提高痛阈，镇痛作用可维持4～48小时。白屈菜提取物有较弱的镇静及催眠作用。②利胆作用：向大鼠离体灌注肝脏模型中加入白屈菜总提取物，可使胆汁流量明显增加，停止加入则胆汁流量立即降低。

【用法用量】内服：煎汤，3～6克。外用：捣敷、捣汁涂或研粉调涂。

【方剂选用】①治慢性胃炎、胃肠道痉挛性疼痛：白屈菜、橙皮按2∶1的比例配好，用50%乙醇浸泡，制成酊剂（每1毫升含生药200毫升），每次饮5毫升，每日3次。②治胃癌：白屈菜4克，蒲公英、刀豆壳各15克，水煎服。③治肠炎，痢疾：白屈菜12克，叶下珠30克，水煎服。④治黄疸：白屈菜9克，蒲公英30克，茵陈30克，臭草根12克，水煎服。⑤治肝硬化腹水：蒲公英15克，茵陈30克，白屈菜3克，水煎，分2次服。⑥治顽癣：用50%的乙醇浸泡适量白屈菜，搽患处。

【注意事项】本品有毒，用量不宜过大。中毒后会出现烦躁不安、意识障碍、谵语、血压升高等类似莨菪类药物中毒的表现。

石　楠

【别名】风药、栾茶。

【来源】蔷薇科石楠属植物石

楠的叶或带叶嫩枝。

【性味】平，辛、苦。有小毒。

【药材性状】茎呈圆柱形，直径0.4～0.8厘米，有分枝；表面暗灰棕色，有纵皱纹，皮孔呈细点状；质坚脆，易折断，断面皮部薄，暗棕色，木部黄白色，裂片状。叶互生，具柄，长1～4厘米，上面有一纵槽；叶片长椭圆形或倒卵状椭圆形，长8～15厘米，宽2～6厘米；先端尖或突尖，基部近圆形或楔形，边缘具细密的锯齿，齿端棕色，但在幼时及萌芽枝上的叶缘具芒状锯齿；上面棕色或棕绿色，无毛，羽状脉，中脉凹入。下面中脉明显突出。叶片革质而脆。气微，茎微苦，叶微涩。

【药理作用】①对心血管的作用：煎剂对离体蛙心、煎剂经淋巴囊给药、对在体蛙心或煎剂静脉注射、对在休兔心均有兴奋作用。叶乙醇浸出液能抑制离体蛙心、收缩离体兔耳血管、降低麻醉犬血压。②其他作用：叶浸剂在试管内可杀死日本血吸虫尾蚴，也能杀灭丁螺。

【用法用量】内服：煎汤，3～10克；或入丸、散。外用：研末撒或吹鼻。

【方剂选用】①治头风头痛：石楠叶、川芎、白芷各4.5克，水煎服。②治小儿风瘙瘾疹，皮肤瘙痒：石楠叶20克，川椒5克，以水300毫升，煎至五分，去渣，入硝石末5克，白矾末5克，搅匀，以绵浸涂肿处，干即再涂。③治鼠瘘：石楠、生地黄、茯苓、黄连、雌黄各100克，研为末，敷疮上，每日2次。④治咳嗽痰喘：石楠叶研末，装烟斗内点燃当烟吸。

【注意事项】阴虚火旺者忌服。反小蓟。

【特别附注】本植物的根或根皮（石楠根）、果实（石楠实）亦供药用。石楠根有祛风湿、舒筋通络的功效，主治类风湿关节炎、风湿性关节痛、乳腺炎。石楠实有祛风湿、消积聚的功效，主治风痹、积聚。

石　蒜

【别名】老鸦蒜、乌蒜、银锁匙、独蒜、红花石蒜、龙爪草头、野蒜、山乌毒。

【来源】石蒜科石蒜属植物石蒜的鳞茎。

【性味】温，辛、甘。有毒。

【药材性状】石蒜鳞茎呈广椭圆形、类球形或卵球形，长4～5厘米，直径2.5～4厘米，顶端残留叶基，长约3厘米，基部生多数白色须根。表面有2～3层暗棕色干枯膜质鳞片包被，内有10～20层白色富黏性的肉质鳞片，生于短缩的鳞茎盘上，中央有黄白色的芽。气特异而微带刺激性，味极苦。

【药理作用】①镇静、解热、镇痛作用：小鼠腹腔注射石蒜碱或家兔肌内注射，均可出现镇静作用。大鼠皮下或静脉注射石蒜碱可降低体温，并与氨基比林有协同作用。小鼠腹腔注射石蒜碱，可增强吗啡或延胡索的镇痛作用。②抗胆碱酯酶作用：体外试验证明，雪花莲胺碱和石蒜胺对兔全血、肌肉和脑组织匀浆中胆碱酯酶的活性均有抑制作用。

【用法用量】内服：煎汤，1.5～3克；或捣汁用。外用：捣敷、绞汁涂或煎水熏洗。

【方剂选用】①治双单蛾：石蒜捣汁，以白酒调服，呕吐而愈。②治食物中毒，痰涎壅塞：鲜石蒜1.5～3克，煎服。③治水肿：鲜石蒜8个，蓖麻子80粒（去皮），共捣烂敷涌泉穴一昼夜，如未愈再敷1次。④治黄疸：鲜石蒜鳞茎1个，蓖麻子7个（去皮），捣烂敷足心，每日1次。

金针菜

【别名】萱草花、川草花、鹿葱花、萱萼。

【来源】百合科萱草属植物黄花菜的花蕾。

【性味】凉，甘。

【药材性状】花呈弯曲的条状，表面黄棕色或淡棕色，湿润展开后花呈喇叭状，花被管较长，先端5瓣裂，雄蕊6。质韧。气微香，味鲜，微甜。有的花基部具细而硬的花梗。

【药理作用】花浸膏及提取物给小鼠灌胃，可使其自发活动显著减少，表明金针花有明显的镇静作用。

【用法用量】内服：煎汤，15～30克；或煮汤、炒菜。外用：捣敷或研末调蜜涂敷。

【方剂选用】①治咯血、吐血、衄血，发热口渴：鲜金针菜或全草15克，白茅根15克，水煎服。②治痔疮出血：金针菜30克，红糖适量，煮熟，早饭前1小时服，连服3～4天。③治乳痈：金针菜、皂荚子、射干各15克，共炙研末，分3次服，以砂仁汤调下。

黄花夹竹桃

【别名】柳木子、相等子、台湾柳、吊钟花、夹竹桃、番仔桃、铁石榴、杨石榴、菱角树、癣疮叶。

【来源】夹竹桃科黄花夹竹桃属植物黄花夹竹桃的果仁。

【性味】温，辛、苦。有大毒。

【药材性状】果实呈扁三角状球形，直径2.5～4厘米，表面皱缩，黑色，先端微凸起，基部有宿萼及果柄，外果皮稍厚，中果皮肉质，内果皮坚硬。破碎后内有种子2～4粒，卵形，先端稍尖，两面凸起。一侧有圆形种脐，贴附于果壳内侧面。外种皮表面淡棕红色，内种皮乳白色，光滑，质脆，易破碎。颓废的胚乳呈白色丝绒状，贴附于子叶的外周。子叶2枚，富油性。气微，味极苦。

【药理作用】本品具有洋地黄样强心作用。叶的醇提取物对离体和在体猫心均有明显的强心作用，且作用迅速，并可使猫心电图心率减慢，T波低平，大剂量可产生心房颤动，死于心室颤动。花的醇提取物对蛙及猫心亦有强心作用。对猫的效价为0.119克（生药）/千克。本品含次苷甲和毒毛花苷G能显著减慢心率，次苷乙却使心率增加。次苷丙的强心作用特点则是迅速而短暂。本品含黄夹苷及其成分的强心作用机制也与其抑制心肌细胞膜上Na^+-K^+-ATP酶有关。黄夹苷安全范围较宽，毒副作用较轻，口服吸收良好，作用出现快，无蓄积性，次苷甲作用强，安全范围大，这两种强心苷均已在临床应用。

【用法用量】用其提取物制成片剂口服或制成注射液静脉注射。

酸　模

【别名】山大黄、当药、山羊蹄、酸母、牛耳大黄、酸汤菜、黄根根、酸姜、酸不溜、酸溜溜、酸木通。

【来源】蓼科酸模属植物酸模的根。

【性味】寒，酸、微苦。

【药材性状】根茎粗短，顶端有残留的茎基，常数条根相聚簇生；根稍肥厚，长3.5～7厘米，直径1～6毫米，表面棕紫色或棕色，有细纵皱纹。质脆，易折断，断面棕黄色，粗糙，纤维性。气微，味微苦、涩。

【药理作用】①抗癌作用：酸模根和叶中提取的多糖（RAP）灌胃抑制小鼠S_{180}肉瘤生长。②其他作用：RAP延长荷S_{180}肉瘤的小鼠戊巴比妥诱导的睡眠时间，降低苯胺羟化酶和氨基比林去甲基酶的活性，增强巨噬细胞的吞噬作用，活化C3补体（一种球蛋白，负责身体免疫）。

【用法用量】内服：煎汤，9～15克；或捣汁。外用：捣敷。

紫 杉

【别名】南方红豆杉、赤柏松。

【来源】红豆杉科红豆杉属植物东北红豆杉的枝叶。

【性味】平，甘、酸。

【药材性状】枝皮红褐色，有浅裂；小枝密，互生，棕色或绿黄色，有稍突起的叶柄残基。枝的横切面灰白色至淡棕色，周围有较薄的栓皮，木质部细密，占绝大部分，年轮和放射状木部射线可见，髓部细小，棕色，常枯朽。叶易脱落，螺旋状着生，排成不规则两列，与小枝约成45° 角斜展；叶片条形，长1.5～2.5厘米，宽2.5～3毫米，先端急尖，边缘反卷，基部狭窄，有短柄，上表面微皱缩，暗绿色或淡棕绿色，略有光泽，下表面棕色，中脉微隆起。气特异，味先微甜而后苦。

【药理作用】①抗癌作用：红豆杉植物体提取的紫杉醇是目前所发现的最有效且最安全的抗癌药物，对卵巢癌、乳腺癌、白血病、肺癌及结肠癌等疗效显著，在使用其他抗癌药无效时，紫杉醇能有较好的疗效。②降血糖作用：所含紫杉碱对正常家兔皮下或静脉注射作用不显著，但对高血糖（肾上腺素性或食物性）者皮下或静脉注射1～5毫克/千克，有降血糖作用。③其他作用：0.1%浓度的紫杉碱能麻醉草履虫；对蛙、小鼠、兔的中枢神经系统有麻痹作用；对兔的最小致死量为4.5毫克/千克；少量对离体兔肠有兴奋作用，0.002%以上浓度则有显著抑制作用。对未孕小鼠、兔离体子宫有麻痹作用（0.01%），但对已孕子宫则呈兴奋作用。对离体蛙心及蟾蜍下肢或兔耳血管皆为抑制作用，并能降低兔血压，但也有报告能收缩血管。

【用法用量】内服：煎汤，叶5～18克，小枝9～15克（去皮）。

酢浆草

【别名】酸箕、三叶酸草、酸母草、鸠酸草、酸浆、赤孙施、酸啾啾、田字草、酸浆草、酸母草、酸饺草、小酸苗、酸草、三叶酸、三角酸、雀儿酸。

【来源】酢浆草科酢浆草属植物酢浆草的全草。

【性味】寒，酸。

【药材性状】段片状。茎、枝被疏长毛。叶纸质，皱缩或破碎，棕绿色。花黄色，萼片、花瓣均5枚。蒴果近圆柱形，有5条棱，被柔毛，种子小，扁卵形，褐色。具酸气，味咸而酸涩。

【药理作用】抗菌作用：酢浆草煎剂在平板挖沟法中对金黄色葡萄球菌、福氏痢疾杆菌、伤寒杆菌、铜绿假单胞菌、大肠杆菌均有抑制作用。

【用法用量】内服：煎汤，干品9～15克，鲜品30～60克；或研末，或鲜品绞汁饮。外用：煎水洗、捣烂敷、捣汁涂或煎水漱口。

【方剂选用】①治急性腹泻：酢浆草（鲜）60克，洗净，取冷开水半碗，擂汁，1次服尽。②治痢疾：酢浆草研末，每服15克，开水送服。③治湿热发黄：酢浆草15克，土大黄15克，泡开水当茶喝。④治小便赤涩疼痛：采嫩的酢浆草，洗净绞汁，每次取500毫升，以酒75～150毫升和匀，空腹服，未通再服。⑤治妇人赤白带下：酢浆草阴干为末，空腹以酒调下15克。

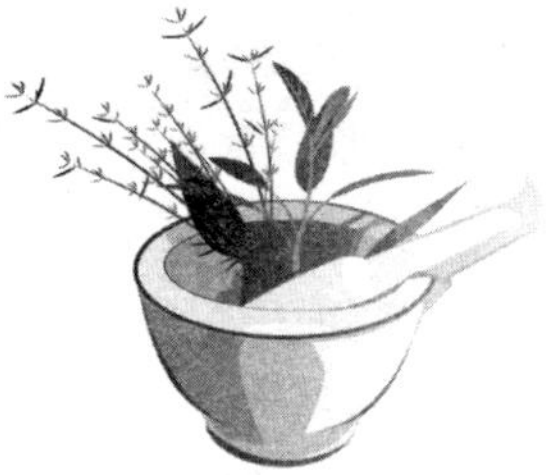

第七章
温里类

凡能温里祛寒、治疗里寒证的药物，称为温里药，又称祛寒药。

本类药物多味辛而性温热，因其辛散温通、偏走脏腑而能温里散寒、温经止痛，个别药物还能助阳、回阳，故可用于治疗里寒证，即《黄帝内经》所谓“寒者热之”、《神农本草经》所谓“疗寒以热药”之意。

本类药物因其主要归经之不同而具有多种效用。其主入脾、胃经者，能温中散寒止痛，可用于治疗脾胃受寒或脾胃虚寒证，症见脘腹冷痛、呕吐泻痢、舌淡苔白等；其主入肺经者，能温肺化饮而治肺寒痰饮证，症见痰鸣喘咳、痰白清稀、舌淡苔白滑等；其主入肝经者，能温肝散寒止痛而治肝经受寒少腹痛、寒疝作痛或厥阴头痛等；其主入肾经者，能温肾助阳而治肾阳不足证，症见阳痿宫冷、腰膝冷痛、夜尿频多、滑精遗尿等；其主入心、肾两经者，能温阳通脉而治心肾阳虚证，症见心悸怔忡、畏寒肢冷、小便不利、肢体浮肿等，或能回阳救逆而治亡阳厥逆证，症见畏寒倦卧、汗出神疲、四肢厥逆、脉微欲绝等。

使用本类药物应根据不同证候做适当配伍。外寒内侵、表邪未解者，须配辛温解表药用；寒凝经脉、气滞血瘀者，须配理气活血药用；寒湿内阻者，宜配芳香化湿或温燥祛湿药用；脾肾阳虚者，宜配温补脾肾药用；气虚欲脱者，宜配大补元气药用。

本类药物性多辛热燥烈，易耗阴助火，凡属实热证、阴虚火旺、津血亏虚者忌用，孕妇及气候炎热时慎用。

附 子

【别名】五毒根、川乌、刀附、天雄等。

【来源】毛茛科乌头属植物乌头的子根的加工品。

【性味】热，辛、甘。有毒。

【药材性状】盐附子：呈圆锥形，长4～7厘米，直径3～5厘米。表面灰黑色，被盐霜，顶端有凹陷的芽痕，周围有瘤状突起的支根或支根痕。体重。横切面灰褐色，可见充满盐霜的小空隙及多角形的形成层环纹，环纹内侧筋脉排列不整齐。气微，味咸而麻，刺舌。

【药理作用】本品水煎剂有抗休克、抗凝、抗血栓形成、抗炎、抗溃疡作用。附子注射液可提高体液免疫功能、细胞免疫功能及血清补体的含量，对垂体、肾上腺皮质系统有兴奋作用。附子所含消旋去甲基乌药碱有明显的强心、扩张血管、抗心肌缺血、抗缓慢型心律失常作用，乌头碱与乌头原碱有镇痛、镇静、局麻作用。

【用法用量】内服：煎汤，3～9克，回阳救逆可用18～30克；或入丸、散。外用：研末调敷，或切成薄片盖在患处或穴位上，用艾炷灸之。内服宜制用，宜久煎；外用多用生品。

【方剂选用】①治吐利汗出、发热恶寒、四肢拘急、手足厥冷：甘草20克（炙），干姜15克，附子1枚（生用，去皮，破8片），以水2升煮取0.6升，去渣，温时分2次服完。身体强壮的人可用附子（炮制，去皮、脐）1枚，干姜10克。②治阴毒伤寒、面青、四肢厥逆、腹痛身冷：附子3枚（炮制，去皮、脐），研为末，每次服15克，以姜汁、冷酒各100毫升调服，良久脐下如火暖为度。

【注意事项】阴虚阳盛、真热假寒者及孕妇均禁服。

肉 桂

【别名】菌桂、牡桂、桂、大桂、筒桂、辣桂、玉桂。

【来源】樟科樟属植物肉桂的干树皮。

【性味】热，辛、甘。

【药材性状】本品呈槽状（企边桂）或卷筒状（油筒桂），长30～40厘米，宽或直径3～10厘米，厚0.2～0.8厘米。外表面灰棕色，稍粗糙，有不规则的细皱纹及横向突起的皮孔，有的可见灰白色的斑纹；内表面红棕色，略平坦，有细纵纹，划之显油痕。质硬而脆，易折断，断面不平坦，外层棕色而较粗糙，内层红棕色而油润，两层间有1条黄棕色的线纹。气香浓烈，味甜、辣。

【药理作用】本品水煎剂对外周血管有扩张作用，还能促进血液循环、抗心肌缺血、抑制血小板聚集、抗凝血酶、保护肾上腺皮质功能。肉桂水提物和醚提物有保护胃黏膜和抗溃疡作用，能缓解胃肠痉挛疼痛。桂皮油、桂皮醛、肉桂酸钠具有镇静、镇痛、解热和抗惊厥作用。桂皮油还有较强的杀菌作用，对革兰氏阳性菌的作用比阴性菌好，肉桂的乙醇或乙醚浸出液对多种致病性皮肤真菌有抑制作用。此外，本品还有降血压、促进胆汁分泌的作用。

【用法用量】内服：煎汤，2～5克，不宜久煎；研末，0.5～1.5克；或入丸剂。外用：研末调敷或浸酒涂搽。

【方剂选用】①治卒心痛，亦治久心病发作有时节者：肉桂（去粗皮）、当归各30克，栀子14枚，均捣为散，每次以酒调服1～2克，每日服3～5次。②治心下牵急懊痛：肉桂15克，生姜15克，枳实5枚，加水1升，煮取0.3升，温时分3次服完。③治脑头痛：肉桂（去粗皮）、荜茇、细辛（去苗叶）各等分，捣罗为散，每次取0.5克，先满含温水一口，即搐药于鼻中；偏头痛，随痛左右用之。

【注意事项】阴虚火旺、里有实热、血热妄行出血者及孕妇均禁服。畏赤石脂。

干　姜

【别名】白姜、均姜、干生姜。

【来源】姜科植物姜的干燥根茎。

【性味】热，辛。

【药材性状】根茎呈扁平块状，具指状分枝，长3～7厘米，厚1～2厘米。表面灰棕色或浅黄棕色，粗糙，具纵皱纹及明显的环节。分枝处常有鳞叶残存，分枝顶端有茎痕或芽。质坚实，断面黄白色或灰白色，粉性或颗粒性，内皮层环纹明显，维管束及黄色油点散在。气香、特异，味辛辣。

【药理作用】本品对大鼠胃黏膜细胞有保护作用，对肝损害有保护作用，有暂时性升血压作用，能显著抑制大鼠自发活动，能对抗中枢兴奋药致惊厥的作用。此外，还有利胆、镇痛、抗血小板凝集、抗炎、抗菌、抗原虫等作用。

【用法用量】内服：煎汤，3～10克；或入丸、散。外用：适量，煎汤洗或研末调敷。

吴茱萸

【别名】食茱萸、榄子、吴萸。

【来源】芸香科吴茱萸属植物吴茱萸的未成熟果实。

【性味】热，辛、苦。有小毒。

【药材性状】呈果实类球形或略呈五角状扁球形，直径2～5毫米。表面暗绿黄色至褐色，粗糙，有多数点状突起或凹下油点。顶端有五角星状的裂隙，基部残留被有黄色茸毛的果梗。质硬而脆，横切面可见子房室，每室有淡黄色种子1粒。气芳香浓郁，味辛辣而苦。

【药理作用】本品对猪蛔虫有较显著的驱除作用；对霍乱弧菌、絮状表皮癣菌及奥杜盎小芽孢癣菌等皮肤真菌有不同程度的抑制作用；大量吴茱萸对中枢神经有兴奋作用，并可引起视力障碍、错觉等。此外，还有镇痛、升高体温、轻度影响呼吸与血压等作用。

【用法用量】内服：煎汤，1.5～5克；或入丸、散。外用：研末调敷或煎水洗。止呕，以黄连水炒；治疝，以盐水炒。

【方剂选用】①治肾气上哕、肾气自腹中起，上筑于咽喉、逆气连属而不能出，或至数十声，上下不得喘息：吴茱萸（醋炒）、陈皮、附子（去皮）各50克，均研为末，做成如梧桐子大小的丸，每次以姜汤调下70丸。②治食已吞酸、胃气虚冷：吴茱萸（汤泡7次，焙）、干姜（炮）各等分，均研为末，每次以白开水调服5克。③治肝火：黄连300克，吴茱萸60克，均研为末，加水做成梧桐子大小的丸，每次以白开水调下10丸。④治呕而胸满，干呕，吐涎沫，头痛：吴茱萸60克，人参15克，生姜30克，大枣12枚，以水2升煮取0.6升，温服，每日服3次。

【注意事项】不宜多服久服，无寒湿滞气及阴虚火旺者禁服。

丁　香

【别名】丁子香、支解香、雄

丁香、公丁香。

【来源】桃金娘科丁香属植物丁香的花蕾。

【性味】温，辛。

【药材性状】花蕾略呈研棒状，长1～2厘米。花冠圆球形，直径0.3～0.5厘米，花瓣4，覆瓦状抱合，棕褐色或黄褐色，花瓣内为雄蕊和花柱，搓碎后可见众多黄色细粒状的花药。萼筒圆柱状，略扁，有的稍弯曲，长0.7～1.4厘米，直径0.3～0.6厘米，红棕色或棕褐色，上部有4枚三角状的萼片，十字状分开。质坚实，富油性。气芳香浓烈，味辛辣，有麻舌感。

【药理作用】本品内服能促进胃液分泌、增强消化功能、减轻恶心呕吐、缓解腹部气胀；所含丁香酚有局部麻醉止痛作用；水提取物或醇提取物对猪蛔虫有麻醉和杀灭作用，对细菌及致病性真菌均有抑制作用；在体外，丁香对流感病毒PR8株有抑制作用。

【用法用量】内服：煎汤，2～5克；或入丸、散。外用：研末撒或调敷。

【注意事项】阳热诸证及阴虚内热者禁服。

小茴香

【别名】穰香、穰香子、茴香子、土茴香、野茴香、大茴香、谷茴香、谷香、香子。

【来源】伞形科茴香属植物茴香的成熟果实。

【性味】温，辛。

【药材性状】双悬果呈圆柱形，有时略弯曲，长4～8毫米，直径1.5～2.5毫米。表面黄绿色至淡黄色，两端略尖，顶端残留有黄棕色突起的柱基，基部有时有小果柄，分果长椭圆形，背面隆起，有纵棱5条，接合面平坦而较宽。横切面近五边形，背面的四边约等长。气特异而芳香，味微甜、辛。

【药理作用】本品所含挥发油能促进胃肠蠕动和分泌，能排出肠内气体，有健胃作用；有祛痰镇痛作用；能抑制黄曲霉素的产生；挥发油中的茴香脑作为升白药治疗癌症及长期接触放射线、药物所致或原因不明的低白细胞血症，已获得较好的疗效。

【用法用量】内服：煎汤，3～6克；或入丸、散。外用：研末调敷或炒热温熨。

【方剂选用】①治小肠气痛不

可忍：杏仁50克，葱白（和根捣，焙干）25克，小茴香50克，研为末，每次服15克，空腹时以温胡桃酒调下。②治小肠气腹痛：小茴香、胡椒各等分，研为末，加酒做成如梧桐子大小的丸，每次服50丸，空腹时以温酒调下。③治寒疝疼痛：川楝子20克，木香15克，小茴香10克，吴茱萸5克（汤泡），水煎服。④治肾虚腰痛、转侧不能、嗜卧疲弱：小茴香（炒）研末，猪腰破开，切成薄片，不令断，层层掺药末，以水纸裹，煨熟，细嚼，酒咽。⑤治胁下疼痛：小茴香50克（炒），枳壳25克（麸炒），研为末，每次服10克，以盐汤调下。

【注意事项】阴虚火旺者慎服。

花 椒

【别名】檓、大椒、秦椒、蜀椒、南椒、巴椒、蘑薮、陆拨、汉椒、点椒。

【来源】芸香科花椒属植物花椒的果皮。

【性味】温，辛。有小毒。

【药材性状】青花椒多为2～3个上部离生的小蓇葖果，集生于小果梗上，蓇葖果形，沿腹线缝开裂，直径3～4毫米。外表面灰绿色或暗绿色，散有多数油点及细密的网状隆起皱纹；内表面类白色，光滑。内果皮常由基部与外果皮分离。残存种子呈卵形，长3～4毫米，直径2～3毫米，表面黑色，有光泽，气香，味微甜而辛。

【药理作用】有抗实验性胃溃疡的作用，并对肠平滑肌运动有双向作用；给大鼠分别灌服花椒水提取物10克/千克、20克/千克或醚提取物3.0毫升/千克，都能预防电刺激颈动脉引起的血栓形成。此外还有抗腹泻、保肝、镇痛、抗炎、局部麻醉、抑菌和杀疥螨的作用。

【用法用量】内服：煎汤，3～6克；或入丸、散。外用：煎水洗或含漱，也可研末调敷。

【方剂选用】①治心胸中大寒痛，呕不能饮食，腹中寒，上冲皮起，出见有头足，上下痛而不可触近：花椒3克（去汗），干姜20克，人参10克，以水2升煮取1升，去渣，再加胶饴15克，微火煮取0.5升，温时分2次服完。②治冷虫心痛：花椒10克，炒出汗，以酒1碗淋之，服酒。③治呃噫不止：花椒200克，炒后研末，做成如梧桐子大小的丸，每次服10丸，以醋汤调下。

【注意事项】阴虚火旺者忌服。孕妇慎服。

高良姜

【别名】高凉姜、良姜、蛮姜、小良姜、海良姜。

【来源】姜科山姜属植物高良姜的干燥根茎。

【性味】热，辛。

【药材性状】根茎呈圆柱形，多弯曲，有分枝，长4～9厘米，直径1～1.5厘米。表面棕红色至暗褐色，有细密的纵皱纹及灰棕色的波状环节，节间长0.5～1厘米，下面有圆形的根痕。质坚韧，不易折断，断面灰棕色或红棕色，呈纤维状，中柱约占1/3，内皮层环较明显，散有维管束点痕。气香，味辛辣。

【药理作用】本品煎剂能促进胃液分泌，有止泻、镇痛作用。高良姜水提物有抗血栓、抗凝血、抗血小板聚集作用。高良姜醚提取物有抗缺氧作用。100%煎剂对炭疽杆菌、α及β－溶血性链球菌、白喉及类白喉杆菌、肺炎球菌、金黄色葡萄球菌、白色葡萄球菌等均有不同程度的抑制作用。

【用法用量】内服：煎汤，3～6克；或入丸、散。

【注意事项】阴虚有热者忌服。

胡　椒

【别名】昧履支、浮椒、玉椒。

【来源】胡椒科胡椒属植物胡椒的干燥近成熟或成熟果实。

【性味】热，辛。

【药材性状】黑胡椒呈球形，直径3.5～5毫米；表面黑褐色，具隆起网状皱纹，顶端有细小花柱残迹，基部有自果轴脱落的瘢痕；质硬，外果皮可剥离，内果皮灰白色或淡黄色；断面黄白色，粉性，中有小空隙；气芳香，味辛辣。白胡椒表面灰白色或淡黄白色，平滑，顶端与基部有多数浅色线状色纹。

【药理作用】本品内服可使皮肤血管扩张，产生温热感，并有健胃作用，所含胡椒碱有抗惊厥、镇静作用。

【用法用量】内服：煎汤，1～3克；或入丸、散。外用：研末调敷或置膏药内外贴。

荜茇

【别名】荜拨、毕勃、荜拨梨、阿梨诃啦、椹圣、蛤蒌、鼠尾。

【来源】胡椒科胡椒属植物荜茇的近成熟或成熟的果穗。

【性味】热，辛。

【药材性状】果穗圆柱形，稍弯曲，由多数小浆果集合而成，长1.5～3.5厘米，直径0.3～0.5厘米。表面黑褐色或棕色，有斜向排列整齐的小突起，基部有果穗梗残余或脱落痕；质硬而脆，易折断，断面不整齐，颗粒状。小浆果球形，直径约1毫米。有特异香气，味辛辣。

【药理作用】本品乙醇提取物有抗溃疡、增加心肌营养性血流量、抗心肌缺血作用。从荜茇中提取的精油有抗心律失常、抗缺氧、抗菌、抗病毒作用，所含荜茇油有降血脂、降血压作用。

【用法用量】内服：煎汤，1～3克；或入丸、散。外用：研末吹鼻，或做成丸放入龋齿孔中，或浸酒搽患处。

【方剂选用】①治伤寒积冷、脏腑虚弱、心腹疠痛、胁肋胀满、泄泻肠鸣、自利自汗、米谷不化：荜茇100克，高良姜、干姜（炮）各150克，肉桂（去粗皮）100克，均研为细末，水煮药末成糊，和成如梧桐子大小的丸，每次服20丸，以米汤调下，饭前服。②治气痢：牛乳250毫升，荜茇5克，同煎减半，空腹时1次服完。③治脾虚呕逆、心腹痛、面色青黄、腰胯冷痛：荜茇、木香、附子（炮裂，去皮、脐）、胡椒、肉桂（去粗皮）、干姜（炮）、诃黎勒皮（焙）各25克，厚朴（去粗皮，生姜汁炙）75克，上药均捣罗为末，加蜂蜜和成如梧桐子大小的丸，每次以粥调下15丸，每日3次，空腹服。④治虚劳脾胃宿冷、不思饮食、四肢怠惰、心下胀满、脐下结痛及痃癖气块等病：荜茇（炒）、诃子（煨，去子、核）、干姜（炮裂）、人参各50克，肉桂（去粗皮）、白茯苓（去黑皮）、胡椒各25克，上药均捣罗为末，加蜂蜜和成如梧桐子大小的丸，每次服20丸，空腹时以米汤调下。

荜澄茄

【别名】澄茄、毗陵茄子、毕茄。

【来源】胡椒科胡椒属植物荜

澄茄的果实。

【性味】温，辛。

【药材性状】果实上部近圆球形，直径3～6毫米。表面暗棕色至黑棕色，有网状皱纹，先端有一不甚明显的小突起柱头残迹；基部果皮延长，形成细直的假果柄，长3～7毫米，直径约1毫米，表面有纵皱纹。外果皮和中果皮稍柔软，内果皮薄而坚脆，内含未成熟种子1粒，黄棕色，富油质，有的皱缩干瘪。气强烈芳香，味苦。

【用法用量】1～3克，用水煎服。

【方剂选用】①治脾胃虚满，寒气上攻于心，心腹刺痛，两胁作胀，头昏，四肢困倦，吐逆，发热，泄泻，饱闷：荜澄茄、高良姜、肉桂、丁香、厚朴（姜汁炒）、桔梗（去芦）、陈皮、三棱（泡醋炒）、甘草各75克，香附（制）150克。上药均研为细末，每次取20克，加姜3片，水煎，和渣服。②治脾胃虚弱、胸膈不快、不进饮食：荜澄茄不拘多少，研为细末，加姜汁煮成糊，做成如梧桐子大小的丸，每餐饭后服70丸，以淡姜汤调下。

【注意事项】阴虚火旺及实热火盛者禁服。

山　柰

【别名】三柰子、三赖、三柰、山辣、沙姜。

【来源】姜科山柰属植物山柰的干燥根茎。

【性味】温，辛。

【药材性状】根茎横切片成圆形或近圆形，直径1～2厘米，厚2～5毫米。外皮浅褐色或黄褐色，皱缩，有的有根痕及残存须根；切面类白色，粉性，常略凸起，习称“缩皮凸肉”。质脆，易折断。气芳香特异，味辛辣。

【药理作用】本品煎剂对许兰氏毛癣菌及其蒙古变种共心性毛癣菌等有不同程度的抑制作用。山柰95%乙醇提取物1∶100浓度能对抗组胺所致的离体气管痉挛。山柰粉有消炎的作用。

【用法用量】内服：煎汤，6～10克；或入丸、散。外用：适量，研末调敷；或搐鼻。

【方剂选用】①治心腹冷痛：山柰、丁香、当归、甘草各等分，均研为末，加醋做成如梧桐子大小的丸，每次服30丸，以酒调下。

②治一切牙痛：山柰子10克（用面裹煨热），麝香2.5克，均研为细末，每次取1.5克，口含温水，随牙痛处一边鼻内搐之，漱水吐去，便可。

红豆蔻

【别名】红蔻、良姜子、红扣。

【来源】双子叶植物姜科山姜属植物大高良姜的果实。

【性味】温，辛。

【药材性状】果实呈长球形，中部略细，长0.7～1.2厘米，直径0.5～0.7厘米。表面红棕色或暗红色，略皱缩，顶端有黄白色管状宿萼，基部有果梗痕。果皮薄，易破碎。种子6，扁圆形或三角状多面形，黑棕色或红棕色，外被黄白色膜质假种皮，背面有凹陷种脐，合点位于腹面，种脊成一浅纵沟。胚乳灰白色，气香，味辛辣。

【药理作用】本品有祛风、健胃的作用，常用于治疗消化道疾病、呕吐、腹泻等病症。其挥发油所含成分有抗溃疡、抑制黄嘌呤氧化酶活性、抗肿瘤活性及抗病毒作用。此外，实验表明其有解痉作用。

【用法用量】内服：煎汤，3～6克。外用：适量，研末搐鼻或调搽。

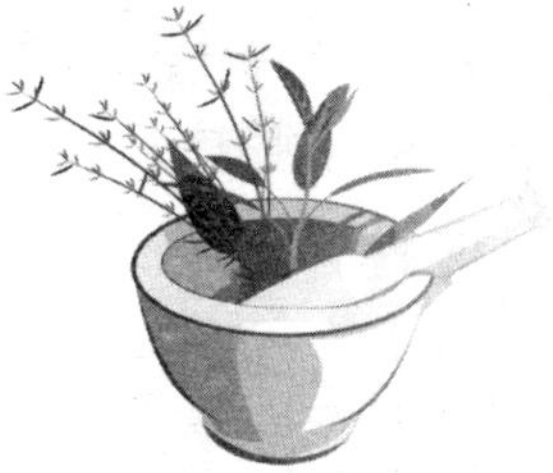

第八章

理气类

凡以疏理气机、消除气滞或气逆证为主要作用的药物，称理气药，又称行气药。其中行气力强者，又称破气药。

理气药多性温，味辛香、苦，主归脾、肝、肺经。因其辛香行散，苦能降泄，温能通行，故有疏机理气的作用，包括理气健脾、疏肝解郁、理气宽胸和行气止痛等。主要适用于气机不畅所致的气滞、气逆等证。此外，部分药物还有燥湿化痰、破气散结、降逆止呕等作用。

气机不畅多与肺、肝、脾等脏腑有关。因肺主一身之气，肝主疏泄、调畅气机，脾为气机升降之枢纽，若饮食不节、忧思郁怒、寒温失调、痰湿瘀血阻滞等，均可影响脏腑机能，导致肺失宣降、肝失疏泄、脾胃升降失司。一般而言，气滞证多见满、胀、痛、痞，气逆证多见呕恶喘逆等症状。因发病部位及病情轻重的不同，其具体症状亦有差别。如肺失宣降，则见胸闷不畅、咳嗽气喘；肝气郁滞，则见胸胁闷痛、乳房胀痛、疝气疼痛及月经不调；脾胃气滞、升降失司，则见脘腹胀痛、呕恶反酸、便秘或腹泻。由于脏腑之间有着密切的联系，某一脏腑有病常常影响其他脏腑气机的运行。如肝失疏泄，每易导致脾胃气滞；脾失健运、聚湿生痰，也会导致肺气壅实。

使用理气药必须根据具体病证选择相应的药物，并针对病因进行必要的配伍。如脾胃气滞因饮食积滞者，配消食药；湿浊中阻者，配化湿药；脾胃气虚者，与补中益气药同用；兼寒兼热者，又当配合温里药或清热药。

陈 皮

【别名】橘皮、贵老、黄橘皮、红皮、橘子皮、广橘皮。

【来源】芸香科柑橘属植物橘及其栽培变种的成熟果皮。

【性味】温，苦、辛。

【药材性状】常剥成数瓣，基部相连，有的呈不规则的片状，厚1～4毫米。外表面橙红色或红棕色，有细皱纹及凹下的点状油室；内表面浅黄白色，粗糙，附黄白色或黄棕色筋络状维管束。质稍硬而脆。气香，味辛、苦。

【药理作用】本品煎剂对家兔、小鼠、犬离体肠管、离体子宫均有抑制作用。煎剂小剂量可增强心脏收缩力，使心排血量增加；大剂量则有抑制作用。鲜橘皮煎剂有扩张气管及祛痰作用。本品含有的甲基橙皮苷具有抗溃疡作用。陈皮挥发油有利胆溶石作用；含有的橙皮苷有与维生素P相同的作用，可降低毛细血管的通透性、防止微血管出血、抗血栓形成；含有的磷酰橙皮苷有降低血清胆固醇的作用，可改善主动脉粥样硬化病变。此外，本品还有抗菌、抗病毒、抗氧化及抗突变等作用。

【用法用量】内服：煎汤，3～10克；或入丸、散。

【注意事项】气虚、阴虚者慎服。

青 皮

【别名】青橘皮、青柑皮。

【来源】芸香科柑橘属植物橘及其栽培变种的幼果或未成熟果实的果皮。

【性味】温，苦、辛。

【药材性状】四花青皮：果皮剖成4裂片，裂片长椭圆形，长4～6厘米，厚0.1～0.2厘米。外表面灰绿色或黑绿色，密生多数油室；内表面类白色或黄白色，粗糙，附黄白色或黄棕色小筋络。质稍硬，易折断，断面外缘有油室1～2列。气香，味苦、辛。个青皮：呈类球形，直径0.5～2厘米。表面灰绿色或黑绿色，微粗糙，有细密凹下的油点，顶端有稍突起的柱基，基部有圆形果梗痕。质硬，断面果皮黄白色或淡黄棕色，厚1～2毫米，外缘有油室1～2列。瓤囊8～10瓣，淡棕色。气清香，味酸、苦、辛。

【药理作用】本品煎剂能抑制

肠管及胆囊平滑肌，并有利胆作用。青皮水煎醇沉液有显著的升压作用，且能兴奋呼吸中枢。青皮注射液对心肌兴奋性、收缩性、传导性及自律性均有明显正性作用。所含挥发油对胃肠道有温和的刺激作用，能促进消化液的分泌和排出肠内积气。挥发油中的柠檬烯有祛痰平喘作用。此外，本品对失血、创伤、输血等不同原因造成的实验性休克也有一定的保护和治疗作用。

【用法用量】内服：煎汤，3~10克；或入丸、散。

枳　实

【别名】鹅眼枳实。

【来源】芸香科柑橘属植物酸橙及其栽培变种或甜橙的幼果。

【性味】微寒，苦、辛。

【药材性状】果实呈半球形，少数为球形，直径0.5~2.5厘米。外果皮黑绿色或暗棕绿色，具颗粒突起和皱纹，有明显的花柱残迹或果梗痕。切面中果皮略隆起，黄白色或黄褐色，厚0.3~1.2厘米，边缘有1~2列油室，瓤囊棕褐色。质坚硬。气清香，味苦、微酸。

【药理作用】本品有抗溃疡、镇痛、镇静、抗过敏、抗休克、抗血栓形成的作用。能缓解乙酰胆碱或氯化钡所致的小肠痉挛，可使胃、肠造瘘实验动物的胃肠收缩节律增加，能使胆囊收缩、奥狄括约肌张力增强。枳实注射液静脉注射能增加冠脉、脑、肾血流量，降低脑、肾血管阻力。此外，本品对已孕、未孕小鼠离体子宫均有抑制作用。

【用法用量】内服：水煎，3~10克；或入丸、散。外用：研末调涂或炒热熨。

【方剂选用】①治痞，消食，强胃：白术100克、枳实（麸炒黄色，去瓤）50克，均研为极细的末，以荷叶炒裹，加饭做成如梧桐子大小的丸，每次服50丸，以白开水调下，不拘时。②治胸痹心中痞气、气结在胸、胸满胁下逆抢心：枳实4枚，厚朴12克，薤白9克，桂枝3克，瓜蒌实1枚（捣）。取水2升，先煮枳实、厚朴，煮取1升，去渣，再放入其他药，煮数沸，温时分3次服完。③治两胁疼痛：枳实50克，白芍药（炒）、川芎、人参各25克，研为末，空腹以姜、枣汤调服10克，以酒调服亦可。④治大便不通：枳实、皂荚各等分，研为末，和饭做成丸，以米汤调下。

【注意事项】脾胃虚弱者及孕妇慎服。

木　香

【别名】蜜香、青木香、五香、五木香、南木香、广木香。

【来源】菊科云木香属植物木香的根。

【性味】温，辛、苦。

【药材性状】根呈圆柱形、半圆柱形，长5～10厘米，直径0.5～5厘米。表面黄棕色、灰褐色或棕褐色，有明显的皱纹、纵沟及侧根痕，有时可见网状纹理。质坚，不易折断，断面稍平坦，灰褐色或暗褐色，周边灰黄色或浅棕黄色，形成层环棕色，有放射状纹理及散在的褐色油室小点，老根中央多枯朽。气芳香浓烈而特异，味先甜后苦，稍刺舌。

【药理作用】本品煎剂有促进胃液分泌、促进胃肠蠕动、促进胆囊收缩、抗消化性溃疡作用。木香提取液可使离体兔肠蠕动幅度和肠肌张力明显增强，能对抗肠肌痉挛、支气管痉挛。小剂量的水提取液与醇提取液能兴奋离体蛙心与犬心，大剂量则有抑制作用。此外，本品尚有镇痛、抗菌、利尿、降血糖以及促进纤维蛋白溶解等作用。

【用法用量】内服：煎汤，3～10克；或入丸、散。生用专行气滞，煨用可实肠止泻。

【注意事项】脏腑燥热、阴虚津亏者禁服。

香　附

【别名】雀头香、莎草根、香附子、雷公头、香附米、三棱草根、苦羌头。

【来源】莎草科莎草属植物莎草的根茎。

【性味】平，辛、微苦、甘。

【药材性状】根茎多呈纺锤形，有的略弯曲，长2～3.5厘米，直径0.5～1厘米。表面棕褐色或黑褐色，有纵皱纹，并有6～10个略隆起的环节，节上有未除净的棕色毛须及须根断痕；去净毛须者较光滑，环节不明显。质硬，经蒸煮者断面黄棕色或红棕色，角质样；生晒者断面色白而显粉性，内皮层环纹明显，中柱色较深，点状维管束散在。气香，味微苦。

【药理作用】本品对动物离体

子宫、回肠平滑肌均有抑制作用。香附醇提物有抗炎、镇痛、抑制中枢及解热作用。其水煎剂能降低肠管紧张性和拮抗乙酰胆碱，促进胆汁分泌，所含挥发油有轻度雌激素样作用。本品尚有强心、降压、抑菌等作用。

【用法用量】内服：煎汤，5～10克；或入丸、散。外用：研末撒或调敷。

【方剂选用】①治一切气疾、心腹胀满、胸膈噎塞、噫气吞酸、胃中痰逆呕吐及宿酒不解、不思饮食：香附（炒去毛）160克，砂仁40克，甘草（炙）20克，研为细末，每次取5克，用盐水调下。②治脾胃不和，消食健脾、化痰顺气：香附50克（酒浸炒），山楂肉50克（饭上蒸），半夏曲20克（炒），莱菔子10克（炒），研为细末，加水做成丸，以白开水、姜汤随意服。③治一切名利失意、抑郁烦恼、七情所伤、不思饮食、面黄形瘦、胸膈痞闷症：香附75克（用瓦器炒令黄色，取净末50克），茯神（去皮木，研为末）20克，加蜂蜜做成弹子般大小的丸，每次服1丸，空腹时细嚼，以白开水或降气汤调下。④治停痰宿饮、风气上攻、胸膈不利：香附（皂荚水浸）、半夏各50克，白矾末25克，加姜汁、面糊做成梧桐子大小的丸，每次服30～40丸，以姜汤调下，不拘时。

【注意事项】气虚无滞、阴虚、血热者慎服。

乌　药

【别名】旁其、天台乌药、鲭纰、矮樟、矮樟根。

【来源】樟科山胡椒属植物乌药的根。

【性味】温，辛。

【药材性状】乌药个：多呈纺锤状，略弯曲，有的中部收缩成连珠状，习称“乌药珠”，长6～15厘米，直径1～3厘米。表面黄棕色或黄褐色，有纵皱纹及稀疏的细根痕。质坚硬，不易折断，断面黄白色。气香，味微苦、辛，有清凉感。乌药片：为横切圆形薄片，厚0.2～2毫米，切面黄白色或淡黄棕色，射线放射状排列，可见年轮环纹，中心颜色较深，质脆。质老、不呈纺锤状的直根，不可供药用。

【药理作用】本品对胃肠平滑肌有兴奋和抑制双向调节作用，能促进消化液的分泌。其挥发油内服能兴奋大脑皮质、促进呼吸、兴奋心肌、加速血液循环、升高血压；外涂能使局部血管扩张、血液循环加速。此外，本品尚有保肝、镇痛、抗炎、抗菌、止血、抗凝、抗组胺、抗肿瘤等作用。

【用法用量】内服：煎汤，5～10克；或入丸、散。外用：研末调敷。

【方剂选用】①治冷气、血气、肥气、息贲气、伏梁气、奔豚气、抱心切痛、冷汗、喘息欲绝：乌药（小者，酒浸一夜，炒）、小茴香（炒）、青皮（去白，炒）、高良姜（炒）各等分，均研为末，以温酒、童小便调下。②治心腹刺痛，调中快气：乌药（去心）50克，甘草5克，香附（沙盆内断去皮、毛，焙干）40克，研为细末，每次取5克，加少许盐（也可不放盐），以白开水调服，不拘时。③治气喘：乌药（末）、麻黄（末）各10克，韭菜汁1碗，以韭菜汁冲药末服，至喘止停服，不止再服。

【注意事项】气虚及内热证患者禁服，孕妇及体虚者慎服。

【特别附注】乌药的果实（乌药子）、叶（乌药叶）亦供药用。乌药子主治吐泻、疝气、蛔虫、疮毒。乌药叶有温中理气、消肿止痛的功效，主治脘腹冷痛、小便频数、风湿痹痛、跌打伤痛、烫伤。

沉　香

【别名】蜜香、栈香、沉水香、奇南香、琪璃、伽俑香。

【来源】瑞香科沉香属植物白木香含树脂木材。

【性味】温，辛、苦。

【药材性状】本品呈不规则块状、片状及小碎块状，有的呈盔帽状，大小不一。表面凹凸不平，淡黄白色，有黑褐色树脂与黄白色木部相间的斑纹，并有加工刀痕，偶见孔洞，孔洞及凹窝表面多呈朽木状。质较坚硬，不易折断，断面呈刺状，棕色，有特殊香气，味苦。燃烧时有油渗出，发浓烟。

【药理作用】本品对家兔离体小肠运动有抑制作用。沉香煎剂能抑制人型结核杆菌，对伤寒杆菌及福氏痢疾杆菌有较强的抑制作用，所含挥发油有促进消化液分泌及胆汁分泌等作用。

【用法用量】内服：煎汤，2～5克，不宜久煎，宜后下；研末，每次服0.5～1克；或磨汁服。

【方剂选用】①治腹胀气喘、坐卧不安：沉香、枳壳各5克，莱菔子（炒）10克，加姜3片，水煎服。②治长久心痛：沉香（剉）、鸡舌香各50克，熏陆香（研末）25克，麝香（研，去筋膜）0.5克，均捣为细末，每次取15克，加水200毫升，煎至七分，去渣，饭后温服。③治一切哮证：沉香100克，莱菔子（淘净，蒸熟，晒干）250克，均研为细末，加生姜汁和为细丸，每次服4克，白开水送下。

檀　香

【别名】旃檀、白檀、檀香木、真檀。

【来源】檀香科檀香属植物檀香树干的心材。

【性味】温，辛。

【药材性状】本品为长短不一的圆柱形木段，有的略弯曲，一般长约1米，直径10～30厘米。外表面灰黄色或黄褐色，光滑细腻，有的具疤节或纵裂，横截面呈棕黄色，显油迹；棕色年轮明显或不明显，纵向劈开纹理顺直。质坚实，不易折断。气清香，燃烧时香气更浓；味淡，嚼之微有辛辣感。

【药理作用】本品对离体蛙心呈负性肌力作用，对四逆汤、五加皮中毒所致的心律不齐有拮抗作用。所含α－檀香萜醇、β－檀香萜醇有较强的抗菌作用。

【用法用量】内服：煎汤，1.5～3克，不宜久煎，宜后下；或入丸、散。外用：磨汁涂。

川楝子

【别名】楝实、练实、金铃子、仁枣、楝子、苦楝子、石茱萸、楝树果。

【来源】楝科楝属植物川楝的果实。

【性味】寒，苦。有小毒。

【药材性状】核果呈类圆形，直径2～3.2厘米。表面金黄色至棕黄色，微有光泽，少数凹陷或皱缩，具深棕色小点。顶端有花柱残痕，基部凹陷，有果梗痕。外果皮革质，与果肉间常有空隙，果肉松软，淡黄色，遇水润湿显黏性。果核球形或卵圆形，质坚硬，两端平截，有6～8条纵棱，内分6～8室，每室含黑棕色长圆形的种子1粒。气特异，味酸、苦。

【药理作用】本品能兴奋肠管平滑肌，有利胆作用。所含川楝素对猪蛔虫、水蛭等有明显的杀灭作用。川楝子油具有体外杀菌作用。此外，本品尚有抑菌、抗炎、抗肿瘤等作用。

【用法用量】内服：煎汤，3～10克；或入丸、散。外用：研末调涂。行气止痛炒用，杀虫生用。

【方剂选用】①治热厥心痛，或发或止，久治不愈者：川楝子、延胡索各50克，均研为细末，每次服15克，以酒调下。②治肋间神经痛：川楝子9克，橘络6克，水煎服。

【注意事项】脾胃虚寒者禁服。内服不宜用量过大及久服，以免引起恶心、呕吐，甚至死亡。

【特别附注】本植物的叶（川楝叶）、花（川楝花）、树皮及根皮（川楝皮）亦供药用。川楝叶有燥湿、行气、止痛、杀虫的功效，主治湿疹瘙痒、疮癣疥癞、疝气疼痛、跌打肿痛、蛇虫咬伤；川楝花有清热、利水、通淋的功效，主治水肿腹胀、黄疸、热淋；川楝皮有杀虫、清热、燥湿的功效，主治蛔虫病、钩虫病、蛲虫病、阴道滴虫病、疥疮、头癣、风疹瘙痒、湿疮。

荔枝核

【别名】荔核、荔仁、枝核、大荔核。

【来源】无患子科荔枝属植物荔枝的种子。

【性味】温，甘、微苦。

【药材性状】种子呈长圆形或卵圆形，略扁，长1.5～2.2厘米，直径1～1.5厘米。表面棕红色或紫棕色，平滑，有光泽，略有凹陷及细波纹，一端有类圆形黄棕色的种脐，直径约7毫米。质硬，子叶2枚，棕黄色。气微，味微甘、苦、涩。

【药理作用】本品干浸膏或水和醇两种提取物能降低实验性糖尿病动物的血糖，类似双胍类降糖药的作用，能调节内、外源性血脂代谢紊乱，并具有抗氧化作用，还有护肝、抗乙肝病毒的作用。

【用法用量】内服：煎汤，6～10克；研末，1.5～3克；或入丸、散。外用：研末调敷。

【方剂选用】①治心痛及小肠气：以荔枝核慢火中烧存性，为末，新酒调1枚末服。②治疝气痛极，凡在气分者最宜用之，并治小腹气痛等症：荔枝核（炮微焦）、大茴香（炒）各等分，研为末，每次用好酒调服15克，如寒甚者，加制吴茱萸减半用之。③治心腹胃脘久痛，屡触屡发者（唯妇人多有之）：荔枝核5克，木香4克，研为末，每次服用5克，以清汤调服。④治疝气上冲、筑塞心脏欲死、手足厥冷：荔枝核、陈皮、硫黄各等分，研为末，加饭做成如梧桐子大小的丸，每次以酒调下14丸，其疼立止，如自觉疼甚不能支持，则加用6丸，再不可多。⑤治妇人血气刺痛：荔枝核（烧存性）25克，香附（去毛，炒）50克，研为细末，每次以盐汤、米汤调下10克，不拘时服。

【注意事项】无寒湿滞气者勿服。

佛手柑

【别名】佛手、佛手香橼、蜜桶柑、蜜罗柑、五指柑、福寿柑。

【来源】芸香科柑橘属植物佛手的果实。

【性味】温，辛、苦。

【药材性状】果实卵形或长圆形，先端裂瓣如拳或指状，常皱缩或卷曲。外表面橙黄色、黄绿色或棕绿色，密布凹陷的窝点，有时可见细皱纹。内表面类白色，散有黄色点状或纵横交错的维管束。质硬而脆，受潮后柔软。气芳香，果皮外部味辛微辣，内部味甘而后苦。

【药理作用】本品煎剂有祛痰、平喘、抗过敏作用。其醇提取物对肠管有明显抑制作用，并能显著增加冠脉血流量和提高耐缺氧能力，改善心肌缺血，预防心律失常，尚有催眠、镇痛、抗惊厥作用。

【用法用量】内服：煎汤，3～10克；或泡茶饮。

【注意事项】阴虚有火、无气滞者慎服。

香　橼

【别名】陈香圆。

【来源】芸香科柑橘属植物香圆的成熟果实。

【性味】温，辛、苦、酸。

【药材性状】类球形，半球形或圆片，直径4～7厘米，表面黑绿色或黄棕色，密被凹陷的小油点及网状隆起的粗皱纹，顶端有花柱残痕及隆起的环圈，基部有果梗残基。质坚硬。剖面或横切薄片，边缘油点明显；中果皮厚约0.5厘米；瓤囊9～11室，棕色或淡红棕色，间或有黄白色种子。气香，味酸而苦。

【方剂选用】①治鼓胀：香橼1枚（连瓤），大核桃肉2枚（连皮），砂仁10克（去膜），各煅存性，研为散，以砂糖拌调，空腹时1次服完。②治咳嗽：香橼1枚，去核，切成细片，与适量酒同放入砂瓶内，煮至熟烂，一般是从头天黄昏煮至第2天早上3—5时，用蜂蜜调匀，早上起床时用匙挑服。③治三日疟：香橼1枚，去顶皮，拌入研细的明雄黄，一起放入火中煅之，取出研成极细的末，每次服0.7克，干咽下，不用水。

玫瑰花

【别名】徘徊花、笔头花、湖花、刺玫花、刺玫菊。

【来源】蔷薇科蔷薇属植物玫瑰的干燥花蕾。

【性味】温，甘、微苦。

【药材性状】花蕾略呈半球形或不规则团块，直径1～2.5厘米。花托半球形，与花萼基部合生；萼片5，披针形，黄绿色或棕绿色，被有细柔毛；花瓣多皱缩，展平后宽卵形，呈覆瓦状排列，紫红色，有的黄棕色；雄蕊多数，黄褐色。体轻，质脆。气芳香浓郁，味微苦涩。

【药理作用】本品对人免疫缺陷病病毒、白血病病毒和T细胞白血病病毒均有抑制作用，所含挥发油能促进大鼠胆汁分泌。

【用法用量】内服：煎汤，3～10克；或浸酒，或泡茶饮。

【方剂选用】①治肝胃气痛：玫瑰花阴干，泡茶饮。②治肝风头痛：玫瑰花4～5朵，合蚕豆花9～12克，泡开水，代茶频饮。③治肺病咳嗽、吐血：鲜玫瑰花捣汁，炖冰糖服。④治上部食管痉挛、咽中有异物感：玫瑰花、白梅花各3克，沏水代茶饮。⑤治痢疾：玫瑰花、黄连各6克，莲子9克，水煎服。

【注意事项】阴虚有火者勿用。

薤　白

【别名】薤根、藠子、野蒜、小独蒜、薤白头。

【来源】百合科植物小根蒜的干燥鳞茎。

【性味】温，辛、苦。

【药材性状】呈不规则卵圆形。表面黄白色或淡黄棕色，皱缩，半透明，有类白色膜质鳞片包被，底部有突起的鳞茎盘。质硬，角质样。有蒜臭，味微辣。

【药理作用】本品能促进纤维蛋白溶解，降低血脂及血清过氧化脂质（LPO），抑制血小板聚集和释放，抑制动脉平滑肌细胞增生等。薤白水煎剂对痢疾杆菌、金黄色葡萄球菌、肺炎链球菌均有抑制作用。以薤白原汁灌胃，能显著增强大鼠血清过氧化物歧化酶、过氧化氢酶和T淋巴细胞的活性，并能抑制血清过氧化脂质的形成。

【用法用量】内服：煎汤，5～10克，鲜品30～60克；或入丸、散，亦可煮粥食。外用：适量，捣敷；或捣汁涂。

【方剂选用】①治胸痹，症见喘息咳嗽，胸背痛，短气，寸口脉沉而迟，关上小紧数：瓜蒌实（捣）12克，薤白12克，白酒70毫升，同煮取20毫升，温时分2次服完。②治胸痹不得卧、心痛彻背者：瓜蒌实（捣）15克，薤白15克，半夏30克，白酒10毫升，同煮，取1升，温时每次服0.3升，每日服3次。③治天行干呕若哕，手足逆冷：薤白（切）10克，香豉10克，白米30克，先以水1升煮香豉，沸腾1次即滤去渣，再下薤白及白米，煮为稀粥，每次进食2碗。

青木香

【别名】马兜铃根、兜铃根、土青木香、独行根、云南根、土木香、青藤香、蛇参根、铁扁担、痧药、野木香根、水木香根、白青木香。

【来源】马兜铃科马兜铃属植物马兜铃的根。

【性味】寒，辛、苦。有小毒。

【药材性状】根呈圆柱形或扁圆柱形，略弯曲，长3～15厘米，直径0.5～1.5厘米。表面黄褐色或灰棕色，粗糙不平，有纵皱纹及须根痕。质脆，易折断，断面不平坦，皮部淡黄色，木部宽广，射线乳白色，木质部束淡黄色，呈放射状，导管孔明显，形成层环明显。香气特异，味苦。

【药理作用】本品煎剂有降低由多种原因引起的高血压的作用，

所含木兰花碱对肾性高血压的降低作用明显；青木香总生物碱有抑菌作用，并能增强腹腔巨噬细胞的吞噬活性。此外，本品尚有抗癌、镇静、催化、驱蛔等作用。

【用法用量】内服：煎汤，3～9克；研末，1.5～2克，每日2～3次。外用：研末调敷或磨汁涂。

【方剂选用】①治肠炎、腹痛下痢：青木香9克，槟榔、黄连各4.5克，共研为细末，以温开水冲服。②治中暑腹痛：青木香根（鲜）9～15克，捣汁，温开水送服。亦可用青木香根3～6克，研末，以温开水送服。③治上气喘急：青木香根50克，木香、楝实（微泡）各1.5克，均捣罗为散，每次服10克，以浓煎乌梅蜜汤调下，晚饭后临卧服。④治疔疮、蛇伤、犬咬、鼠咬：青木香（土者，根、梗均可用），研为末，每次服5克，以蜂蜜水调下。⑤治蜘蛛疮（单纯疱疹）：青木香适量，研成极细的末，以柿漆（即柿油）调搽。

【注意事项】脾胃虚寒者慎服。

【特别附注】植物马兜铃的果实（马兜铃）、茎叶（天仙藤）亦供药用。马兜铃有清肺降气、止咳平喘、清泄大肠的功效，主治肺热咳嗽、痰壅气促、肺虚久咳、肠热痔血、痔疮肿痛、水肿；天仙藤有行气活血、利水消肿、解毒的功效，主治疝气痛、胃痛、产后血气腹痛、风湿痹痛、妊娠水肿、蛇虫咬伤。

大腹皮

【别名】槟榔皮、槟榔壳、茯毛、槟榔衣、大腹绒。

【来源】棕榈科槟榔属植物槟榔的果皮。

【性味】微温，辛。

【药材性状】大腹皮：对半纵剖呈椭圆形或长卵形瓢状，长4～7厘米，宽约3厘米。外果皮深棕色至近黑色，具不规则的纵皱纹及隆起的横纹，顶端有花柱残痕，基部有果梗及残存萼片。内果皮凹陷，褐色或深棕色，光滑呈硬壳状。体轻，质硬，纵向撕裂后可见中果皮纤维。气微，味微涩。

【药理作用】本品水煎剂能兴奋胃肠道、促进纤维蛋白溶解，还有较强的抗凝血酶、抗补体活性作用。

【用法用量】内服：煎汤，5～10克；或入丸、散。外用：煎水洗或研末调敷。

【方剂选用】①治男子妇人脾胃停滞，头面上肢悉肿，心腹胀满，上气促急，胸膈烦闷，痰涎上壅，饮食不下，行步气奔，状如水病：生姜皮、桑白皮、陈皮、大腹皮、茯苓皮各等分，研为粗末，每次取15克，加水300毫升，煎至八分，去渣，不拘时，温服。忌生冷油腻硬物。②治心中寒发痛甚：大腹皮25克（剉），吴茱萸（汤浸一宿，焙干炒）5克，高良姜、芍药各50克，研为散，每次服10克，以温酒调下。不饮酒，以生姜汤调下亦可。③治漏疮恶秽：大腹皮煎汤洗。

【注意事项】气虚体弱者慎服。

【特别附注】本植物的雄花蕾（槟榔花）、未成熟果实（枣槟榔）亦供药用。槟榔花与猪肉同煲汤可治疗咳嗽；枣槟榔可消食醒酒、宽胸腹、止呕恶。

柿　蒂

【别名】柿钱、柿丁、柿子把、柿萼。

【来源】柿科柿树属植物柿的宿存花萼。

【性味】平，苦、涩。

【药材性状】宿萼近盘状，先端4裂，裂片宽三角形，多向外反卷或破碎不完整，具纵脉纹，萼筒增厚，平展，近方形，直径1.5～2.5厘米，表面红棕色，被稀疏短毛，中央有短果柄或圆形凹陷的果柄痕；内面黄棕色，密被锈色短绒毛，放射状排列，具光泽，中心有果实脱落后圆形隆起的瘢痕。裂片质脆，易碎，萼筒坚硬木质。质轻，气微，味涩。

【药理作用】本品提取物能对抗氯仿诱发的小鼠室颤以及乌头碱、氯化钡所致的大鼠心律失常，并有镇静、催眠、抗家兔生育的作用。

【用法用量】内服：煎汤，5～10克；或入散剂。外用：研末撒。

【方剂选用】①治呃逆：柿蒂、丁香、人参各等分，研为细末，水煎，饭后服。②治伤寒呕哕不止：干柿蒂7枚，白梅3枚，粗捣筛，只作1剂，加水200毫升，煎至100毫升，去渣温服，不拘时。③治胸满咳逆不止：柿蒂、丁香各50克，切细，每次取20克，加水300毫升，姜5片，煎至七分，去渣热服，不拘时。

【注意事项】风寒咳嗽者禁服。

【特别附注】柿叶有止咳定喘、生津止血的功效，主治咳喘、消渴及各种内出血、臁疮；柿花可滋润五脏，治一切呕吐；柿子可清热润肺、生津解毒，主治咳嗽、吐血、热渴、口疮、热痢、便血；柿皮主治疔疮、无名肿毒；柿饼有润肺止血、健脾涩肠的功效，主治喉干音哑、咯血、吐血、便血、尿血、脾虚消化不良、反胃、泄泻、痢疾、颜面黑斑、热淋涩痛；柿霜有润肺止咳、生津利咽、止血的功效，主治肺热燥咳、咽干喉痛、口舌生疮、吐血、咯血、消渴；柿漆可治高血压病；柿皮可治疔疮、无名肿毒；柿根有清热解毒、凉血止血的功效，主治血崩、血痢、痔疮、蜘蛛背等。

刀　豆

【别名】挟剑豆、刀豆子、大戈豆、大刀豆、刀鞘豆、白凤豆、刀板仁豆。

【来源】豆科刀豆属植物刀豆的种子。

【性味】温，甘。

【药材性状】种子扁卵形或扁肾形，长2～3.5厘米，宽1～2厘米，厚0.5～1.5厘米。表面淡红色至红紫色，微皱缩，略有光泽。边缘具眉状黑色种脐，长约2厘米，上有白色细纹3条。质硬，难破碎。种皮革质，内表面棕绿色而光亮；子叶2，黄白色，油润。无臭，味淡，嚼之有豆腥气。

【药理作用】本品具有抗肿瘤作用，能使肿瘤细胞重新恢复到正常细胞的生长状态。可选择性地激活抑制性T细胞（Ts细胞），对调节机体反应有重要作用。

【用法用量】内服：煎汤，9～15克；或烧存性研末。

【方剂选用】①治冷呃：刀豆适量，炙存性，每次以酒调服5克左右。②治久痢：取刀豆适量，蒸熟，以砂糖蘸食。③治肾虚腰痛：刀豆1对，小茴香6克，吴茱萸3克，补骨脂3克，青盐6克，打成粉，蒸猪腰吃。④治鼻渊：刀豆适量，以文火焙干，研为末，每次以酒调服15克。⑤治经闭、腹胁胀痛、血痞：取刀豆适量，焙干，研为末，以好酒调服，加麝香尤佳。

甘　松

【别名】香松。

【来源】败酱科甘松属植物甘松、宽叶甘松的根和根茎。

【性味】温，辛、甘。

【药材性状】本品略呈圆锥形，多弯曲，长5～18厘米。根茎短小，上端有茎、叶残基，呈狭长的膜质片状或纤维状。外层黑棕色，内层棕色或黄色。根单一，或数条交结、分枝或并列，直径0.3～1厘米。表面棕褐色，皱缩，有细根及须根。质松脆，易折断，断面粗糙，皮部深棕色，常呈裂片状，木部黄白色。气特异，味苦而辛，有清凉感。

【药理作用】本品有中枢性镇静作用。甘松醇提取物有抗组织胺、5-羟色胺、乙酰胆碱的作用，亦可拮抗氯化钡引起的平滑肌痉挛。本品还有抗心律不齐、抗心肌缺血和降血压作用。

【用法用量】内服：煎汤，3～6克；或入丸、散。外用：研末敷；或泡水含漱，或煎汤外洗。

【方剂选用】①治神经性胃痛：甘松3克，香附6克，沉香3克，共研细粉，每次取1～2克，温水送服，每日3次。②治肾虚齿痛：甘松、硫黄各等分，研为末，泡汤漱之。③治痰眩：半夏曲、天南星各100克，甘松50克，陈皮75克，研为细末，加水煮成面糊，做成如梧桐子大小的丸，每次服20丸，以生姜汤调下，饭后服。

【注意事项】气虚血热者忌服。

梅　花

【别名】白梅花、绿萼梅、绿梅花。

【来源】蔷薇科杏属植物绿萼梅的花蕾。

【性味】凉，苦、微甘、微酸。

【药材性状】干燥花蕾呈类球形，直径3～6毫米，有极短花梗。苞片数层，鳞片状，暗棕色，有短毛。萼片5，广卵形，灰绿色或棕色，有毛。花瓣5或多数，阔卵圆形，黄白色。雄蕊多数，雌蕊1，子房着生于凹陷的花托上，表面密被细柔毛。体轻，气清香，味微苦、涩。

【用法用量】内服：煎汤，2～6克；或入丸、散。外用：鲜品敷贴。

【方剂选用】①治咽喉异物感、上部食管痉挛：梅花、玫瑰花各3克，开水冲泡，代茶常饮。②治妊娠呕吐：梅花6克，开水冲泡，代茶饮。③治瘰疬：将鲜鸡蛋开一孔，放入7朵将开的梅花，封口，放饭上蒸熟，去梅花食蛋，每日1次，7日痊愈。④治痘疹：每年腊月清晨，摘取挂有露水的梅花100朵，加上白糖，捣成小饼，食之即可。⑤治唇上生疮：以梅花瓣贴之，开裂、出血即止。

【注意事项】置阴凉干燥处，防霉，防蛀。

橘　络

【别名】橘瓤上筋膜、橘瓤上丝、橘丝、橘筋。

【来源】芸香科柑橘属植物橘及其栽培变种的果皮内层筋络。

【性味】平，甘、苦。

【药材性状】凤尾橘络：呈长条形而松散的网络状，上端与蒂相连，其下则筋络交叉而顺直。蒂呈圆形帽状。多为淡黄白色，陈久则变成棕黄色。每束长6～10厘米，宽0.5～1厘米。10余束或更多压紧为长方形块状。质轻而软，干后质脆易断。气香，味微苦。金丝橘络：呈不整齐的松散状，又如乱丝，长短不一，与蒂相混连。铲络：筋络多疏散碎断，并连带少量橘白，呈白色片状小块，有时夹带橘蒂及少量肉瓤碎片。

【药理作用】橘络辛散温通，气味芳香，长于理气，能入脾肺，故既能行散肺气壅遏，又能行气宽中。

【用法用量】内服：煎汤，2.5～4.5克。

【方剂选用】治胸闷胁痛、肋间神经痛：橘络、当归、红花各3克，黄酒与水合煎，每日2次分服。

龙眼核

【别名】圆眼核、桂圆核仁。

【来源】无患子科龙眼属植物龙眼的种子。

【性味】平，微苦、涩。

【药材性状】呈球形，直径0.8～1.2厘米，表皮红褐色，有光泽，一段有长椭圆形灰白色种脐，质地坚硬，剖开有2片子叶，灰褐色。

【方剂选用】①治疝气偏坠、小肠气痛：荔枝核（炒）、龙眼核（炒）、小茴香（炒）各等分，研为细末；取升麻5克，以水、酒煮汤；取药末5克，空腹时以升麻汤调下。②治一切疮疥：龙眼核煅存性，麻油调敷。③治癣：龙眼核去外黑壳，用内核磨米醋搽。④治腋气：龙眼核6枚，胡椒14粒，共研匀，频搽之。⑤治腿面臁疮：龙眼核（或荔枝核）去净核外之皮，研细，用麻油调敷。

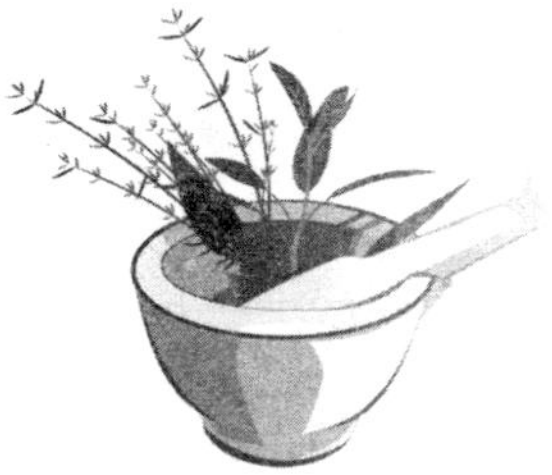

第九章

消食类

凡以消积导滞、促进消化、治疗饮食积滞证为主要作用的药物，称为消食药，又称消导药。

本类药物性味多甘平，主归脾、胃二经，具有消食导滞、健运脾胃作用。主要用于因饮食积滞所引起的脘腹胀闷、嗳腐吞酸、恶心呕吐、不思饮食、大便失常，以及脾胃虚弱之消化不良等证。

本类药物多属渐消缓散之品，适用于病情较缓、积滞不甚者。元代医学家朱震亨云："凡积病不可用下药，徒损真气，病亦不去，当用消积药使之融化，则根除矣。"可见，食积之证，除病势急重，不可轻投攻下之品者，当以消食药治之。

使用本类药物，应根据不同的病情做适当选择，并与相应的药物配伍。若宿食停滞、脾胃气滞，须配以理气药，以行气导滞；若脾胃素虚、运化无力，则应配伍健脾益胃药，以标本兼顾、消补并用；若中焦虚寒，当配以温中健脾药，以散寒消食；若湿浊中阻，当配以芳香化湿药，以化湿醒脾；若积滞化热，则当配以苦寒清热药，以泻热化积。

消食药作用虽缓和，但部分药也有耗气之弊，气虚食滞者当以调养脾胃为主，不宜过用久服，以免耗伤正气。

山　楂

【别名】杭、粱梅、机子、鼠查、羊梂、赤爪实。

【来源】蔷薇科山楂属植物山楂的成熟果实。

【性味】微温，酸、甘。

【药理作用】本品可增加胃中的酶类及胃液分泌量，促进消化。山楂提取物有强心、降压、增加冠脉血流量及抗心律失常作用。山楂含有的总黄酮和三萜酸类均有降压、降血脂和抗动脉粥样硬化作用，可增加家兔血清溶菌酶的含量及血T淋巴细胞转化率等。此外，本品尚有收缩子宫、抗氧化、抗肿瘤、抗菌及利尿等作用。

【方剂选用】①治一切食积：山楂200克，白术200克，神曲100克，上药均研为末，蒸饼捏成如梧桐子大小的丸，每次服70丸，以温白开水送下。②治食肉不消：山楂200克，水煮，食山楂饮汁。③治诸滞腹痛：取山楂适量，煎浓汤饮。④治肠风：山楂、核烧灰，以米汤调下。⑤治痢疾（症见赤白相兼）：山楂不拘多少，炒后研为末，每次取10克，红痢则以蜜拌，白痢则以红、白糖拌；红白相兼则蜂蜜、砂糖各半，拌匀，空腹时以白开水调下。⑥治寒湿气小腹疼、睾丸偏大肿痛：小茴香、山楂各等分，均研为细末，每次取10克，加适量盐、酒调匀，空腹时热服。

神　曲

【别名】六曲、六神曲。

【来源】辣蓼、青蒿、杏仁等药加入面粉或麸皮混合后，经发酵制成的曲剂。

【性味】温，甘、辛。

【制法】取鲜辣蓼草、青蒿、苍耳草各7千克，切碎打汁；赤小豆、杏仁（去皮）各4千克，轧成粉末；取麸皮60千克，面粉40千克，以麸皮和大部分面粉与上药混合和匀，剩余面粉与沸水搅成糨糊状，倒入混合的药料中，用木棒搅拌均匀，制成饼状，移置木板上压平约1厘米厚，用刀切成3厘米见方的小块，晒半天或1天，收起堆置在大竹匾内，上盖麻袋、草包或稻麦秆，使其发酵，待其表面生出菌丝，取出晒干即成。

【产地】全国各地均可炮制。

【药材性状】本品呈方形或长方形的块状，直径约3厘米，厚约1厘米，外表土黄色，粗糙。质硬脆，易断，断面不平整，类白色，可见未被粉碎的褐色残渣及发酵后的空隙，具陈腐气，味苦。

【药理作用】①神曲：除去纸或麻叶，切成小方块，晒干。生用可健脾开胃，并有发散作用。②炒神曲：取净神曲置锅内，用文火加热，炒至微黄色，取出放凉。炒神曲的健脾悦胃功能增强，发散作用减少。③麸炒神曲：取净麸皮撒入热锅内，待起烟时随即倒入神曲块，拌炒至深黄色，取出，筛去麸皮，放凉。每六神曲100千克，用麸皮10千克。神曲经麸炒后具有甘香气，以醒脾和胃为主要功能。④焦神曲：取净神曲置锅内，用无烟文火加热炒至表面焦黄色、有焦香气外逸时止，取出放凉。焦神曲消食止泻的功能增强。

【用法用量】煎服，6～15克。消食宜炒焦用。

【方剂选用】①治中脘宿食留饮、酸蜇心痛、口吐清水：神曲（炒）150克，苍术（洗米水浸泡）75克，陈皮50克，砂仁50克。上药均研为细末，以生姜汁煮药末成糊状，做成如梧桐子大小的丸，每次服70丸，以姜汤送下。②治酒癖不消、心腹胀满、嗳气吞酸、呃逆不食、胁肋疼痛：神曲（剉，炒）、麦蘖（炒）各50克，黄连（去须）25克，巴豆（去壳）3粒。上药同炒，令变色，去巴豆不用，其余药物均研为细末，加开水和成如梧桐子大小的丸，每次服50丸，饭后以生姜汤送下。③治过食伤脾、健运无力、食滞不化而为泄泻：神曲15克，枳实10克，大黄（后下）10克，水煎，空腹时服下。④治休息痢、日夜不止、腹内冷痛：神曲、芜荑、吴茱萸各等分，研为末，加生姜汁和成如梧桐子大小的丸，每次服30丸，饭前用粥调下。

麦　芽

【别名】大麦毛、大麦芽。

【来源】禾本科大麦属植物大麦的发芽颖果。

【性味】平，甘。

【药材性状】颖果呈梭形，长8～12厘米，直径3～4毫米。表面淡黄色，背面为外稃包围，具5脉；腹面为内稃包围。除去内外稃后，腹面有1条纵沟；基部胚根处生出幼芽及须根，幼芽长披针状条形，长约0.5厘米。须根数条，纤细而弯曲。质硬，断面白色，粉性。无臭，味微甘。

【药理作用】本品有助消化、降血糖作用，对乳汁分泌有双向调节作用（小剂量催乳、大剂量回乳）。大麦碱具有类似麻黄碱的作用，并有抗真菌作用。此外，本品还有降血脂和护肝作用。

【用法用量】内服：煎汤，10～15克，大剂量可用至30～120克；或入丸、散。

谷　芽

【别名】蘖米、谷蘖、稻蘖、稻芽。

【来源】禾本科稻属植物稻的颖果发芽而成。

【性味】平，甘。

【药材性状】本品呈类圆球形，直径约2毫米，顶端钝圆，基部略尖。外壳为革质的稃片，淡黄色，具点状皱纹，下端有初生的细须根，长3～6毫米，剥去稃片，内含淡黄色或黄白色颖果（小米）1粒。无臭，味微甘。

【药理作用】本品能增加消化液分泌，有助于消化，其所含淀粉酶能将糖、淀粉完全水解成麦芽糖。

【用法用量】内服：煎汤，10～15克，大剂量可用至30克；或研末用。

【方剂选用】①启脾进食：谷芽100克，研为末，加少许姜汁、盐，和匀做成饼，焙干。入炙甘草、砂仁、白术（麸炒）各25克，研为末，以白开水点服之，或丸服。②治小儿消化不良、面黄肌瘦：谷芽9克，甘草3克，砂仁3克，白术6克，水煎服。③治饮食停滞、胸闷胀痛：谷芽12克，山楂6克，陈皮9克，红曲6克，水煎服。

【注意事项】胃下垂者忌用。

莱菔子

【别名】萝卜子、芦菔子。

【来源】十字花科莱菔属植物莱菔的成熟种子。

【性味】平，辛、甘。

【药材性状】种子类圆形或椭圆形，略扁，长2～4毫米，宽2～3毫米。表面红棕色、黄棕色或深灰棕色，放大镜下观察有细密网纹，一端有深棕色圆形种脐，一端有数条纵沟。种皮薄而脆，子叶2片，乳黄色，肥厚，有油性，纵摺。气微，味略辛。

【药理作用】本品能增强离体回肠的节律性收缩，抑制胃排空，提高胃幽门部环行肌紧张性和降低胃底纵行肌紧张性。其提取液有明显的降血压作用，还有一定的镇咳、祛痰作用，并能降低血清胆固醇水平，防止冠状动脉粥样硬化。水提物尚有抑菌作用。

【用法用量】内服：煎汤，5～10克；或入丸、散，宜炒用。外用：研末调敷。

【方剂选用】①治小儿伤食腹胀：莱菔子（炒）、蓬莪术各50克，胡椒25克，均研为末，做成如黄米大小的丸，每次服15～20丸，不拘时，以萝卜汤送下。②治小儿腹胀如鼓、气急满闷：莱菔子25克（取巴豆肉0.5克，拍破，同炒至黑色，去巴豆不用），木香0.5克，研为细末，蒸饼为丸，如麻子大，每次服5～7丸，陈皮汤调下，饭后服，每日3次。③治小儿盘肠气痛：莱菔子炒黄，研末，每次以乳香汤服2.5克。④治痢疾有积、后重不通：莱菔子25克，白芍15克，大黄5克，木香2.5克，水煎服。

鸡矢藤

【别名】女青、鸡屎藤、牛皮冻、解暑藤、狗屁藤、臭屎藤。

【来源】茜草科鸡矢藤属植物鸡矢藤的全草或根。

【性味】平，甘、微苦。

【药材性状】茎呈扁圆柱形，稍扭曲，无毛或近无毛，老茎灰棕色，直径3～12毫米，栓皮常脱落，有纵皱纹及叶柄断痕，易折断，断面平坦，灰黄色；嫩茎黑褐色，直径1～3毫米，质韧，不易折断，断面纤维性，灰白色或浅绿色。叶对生，多皱缩或破碎，完整者展平后呈宽卵形或披针形，先端尖，基部楔形、圆形或浅心形，全缘，绿褐色，两面无柔毛或近无毛；叶柄无毛或有毛。聚伞花序顶生或腋生，前者多带叶，后者疏散少花，花序轴及花均被疏柔毛，花淡紫色。气特异，味微苦、涩。

【药理作用】本品所含总生物碱能抑制离体肠肌收缩，并可拮抗乙酰胆碱所致的肠肌痉挛。注射液能拮抗组胺所致的肠肌收缩，并有良好的镇痛、镇静作用。此外，本品尚有降压、抑菌、祛痰等作用。

【用法用量】内服：煎汤，10～15克，大剂30～60克；或浸酒。外用：捣敷，或煎水洗。

独脚柑

【别名】细独脚马骝、马佬含菊、金锁匙、疳积草、黄花甘、同脚草、犸骝草、地连枝、消米虫、五疳草、黄花积药草、串金黄。

【来源】玄参科独脚金属植物独脚金的全草。

【性味】凉，甘、微苦。

【药材性状】干燥的全草，全体呈黄褐色或绿褐色，茎细，被灰白色糙毛。叶线形或披针形，多数脱落。中部以上为稀疏的穗状花序，除少数未结果的植株可见干枯的花冠外，其余大部都已脱落。萼管状，蒴果黑褐色，内藏于萼筒中，花柱残存，种子细小，黄棕色。以植株完整、带绿色、无泥沙杂质者为佳。

【用法用量】内服：煎汤，10～15克。

南酸枣

【别名】五眼果、山枣子、人面子、冬东子、广枣、酸枣。

【来源】漆树科南酸枣属植物南酸枣的果实（鲜）或果核。

【性味】平，酸、甘。

【药材性状】果实呈椭圆形或卵圆形，长2～3厘米，直径1.4～2厘米。表面黑褐色或棕褐色。果肉棕褐色。核近卵形，红棕色或黄棕色，顶端有5个明显的小孔。质坚硬。种子5颗，长圆形。无臭，味酸。

【药理作用】①对心血管系统的作用：从南酸枣果实中提取的总黄酮能明显降低小鼠耗氧速度和耗氧量，显著提高小鼠耐缺氧的能力。②抑制血小板聚集作用：南酸枣果实中酚酸类化合物均具有抑制ADP诱导的血小板聚集作用。③增强免疫功能：南酸枣中的总黄酮能显著促进小鼠腹腔巨噬细胞的吞噬功能，增强小鼠细胞免疫和体液免疫功能。

【用法用量】内服：煎汤，30～60克；鲜果，2～3枚，嚼食；果核，煎汤，15～24克。外用：适量，果核煅炭研末，调敷。

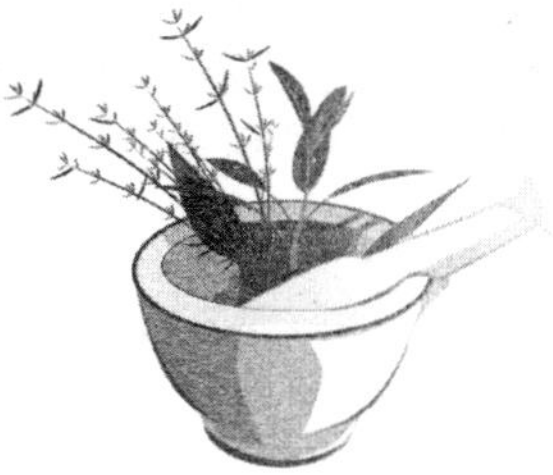

第十章

活血化瘀类

凡能通畅血行、消散瘀血，以治疗瘀血证为主要作用的药物，称为活血化瘀药，又称活血祛瘀药，简称活血药或化瘀药。

本类药物味多辛、苦，辛能行散，苦能疏泄，主归肝、心二经，入血分，善走散行通，而有活血化瘀之功，并通过活血化瘀而达到止痛、调经、疗伤等作用。根据其作用强弱之不同，有活血行血、活血化瘀及破血逐瘀之分。

活血化瘀药主治瘀血证，而瘀血既属病理产物，又是继发性致病因素，所治范围包括内、妇、外、伤各科，表现症状有胸、腹、头诸痛，痛如针刺，部位固定；体内癥瘕积聚；经闭痛经或产后恶露不尽，出血色紫，夹有瘀块；中风后半身不遂，肢体麻木；关节痹痛日久；跌打损伤、骨折；痈肿疮疡等。凡一切瘀血阻滞之症，均可用之。

应用本类药物，除根据各类药物的不同特点加以选择应用，尚需配伍相须为用。如寒凝血瘀者，配温里散寒药；瘀热互结者，配清热凉血药；风湿痹痛、经脉不通者，配祛风湿药；癥瘕积聚者，配软坚散结药；久瘀体虚或因虚而瘀者，配补益药。此外，根据“气行则血行”的理论，活血祛瘀药应与理气药同用，以增强活血祛瘀之效。

本类药物易耗血动血，凡妇女月经过多者及其他出血证无瘀血现象者忌用，孕妇慎用或忌用。

活血止痛药

本节药物以活血止痛为主要功效，是常用以治疗多种瘀滞疼痛症的药物。

川　芎

【别名】山鞠穷、芎䓖、香果、胡䓖、马衔芎䓖、雀脑芎、京芎、贯芎、抚芎、台芎、西芎。

【来源】伞形科藁本属植物川芎的根茎。

【性味】辛，温。

【药材性状】根茎为不规则结节状拳形团块，直径2～7厘米。表面黄褐色，粗糙皱缩，有多数平行隆起的轮节；顶端有类圆形凹窝状茎痕，下侧及轮节上有多数细小的瘤状根痕。质坚实，不易折断，断面黄白色或灰黄色，散有黄棕色的油点，形成层呈波状环纹。香气浓郁而特殊，味苦、辛，稍有麻舌感，微回甜。

【药理作用】本品提取物有扩张冠脉、增加冠脉血流量、降低心肌耗氧量、改善微循环、降低血小板表面活性、抑制血小板聚集等作用。所含川芎嗪能通过血脑屏障，在脑干分布较多，能对抗血栓形成，对缺血性脑血管病有显著预防作用。水煎剂对动物中枢神经有镇静、降压作用；可加强子宫收缩，甚至痉挛，大剂量则转为抑制，使之收缩停止；对小肠平滑肌有抑制作用。阿魏酸可提高γ球蛋白及T淋巴细胞的免疫作用，对各种致病菌及病毒有抑制作用，还有抗维生素E缺乏的作用。

【用法用量】内服：煎汤，3～10克；研末，每次1～1.5克；或入丸、散。外用：研末撒。

【方剂选用】①治妊娠六七个月，忽胎动下血、腹痛不可忍：川芎4克，桑寄生2克，当归6克，以水500毫升煎取160毫升，加入清酒10毫升，同煎取180毫升，分3次服完，温服。②治胎衣不下，因产母元气虚薄者：川芎、当归各10克，肉桂20克，水煎服。

【注意事项】阴虚火旺、月经过多者慎用。

延胡索

【别名】延胡、玄胡索、元胡索。

【来源】罂粟科紫堇属植物延胡索的块茎。

【性味】温，辛、苦。

【药材性状】块茎呈不规则的扁球形，直径0.5～1.5厘米。表面黄色或黄褐色，有不规则网状皱纹。质硬而脆，断面黄色，角质样，有蜡样光泽。气微，味苦。

【药理作用】本品各种制剂均有明显的止痛作用。醇提物能显著扩张冠状血管，降低冠脉阻力，增加血流量，对某些实验性心律失常有效。延胡索乙素有镇静、催眠作用。本品还能降低实验性动物胃酸及胃蛋白酶含量，减少胃液分泌。

【用法用量】内服：煎汤，3～10克；研末服，1.5～3克；或入丸、散。

【方剂选用】①治热厥心痛，或发或止，久不愈，身热足寒：延胡索、金铃子肉各等分，研为末，每次以温酒或白开水调下10克。②治心腹冷痛、肠鸣气走、身寒自汗、大便滑泄：延胡索、附子各10克，木香5克，每次取4克，加生姜7片煎服。③治风淫血刺、身体疼痛、四肢拘挛：延胡索（炒）、肉桂（去粗皮）、当归各等分，研为末，每次以酒调下10克。

【注意事项】孕妇禁服。体虚者慎服。

郁　金

【别名】马蒁、帝足、黄郁、乌头。

【来源】姜科温郁金的根茎。

【性味】寒，辛、苦。

【药材性状】黄郁金：为植物姜黄的干燥块根，呈卵圆形或长卵圆形，两端稍尖，中部微满，长2～4厘米，中部直径1～2厘米。表面灰黄色或淡棕色，有灰白色细皱纹及凹下的小点，一端显折断的痕迹，呈鲜黄色，另一端稍尖。质坚实，横断面平坦光亮，呈角质状，杏黄色或橙黄色，中部有一颜色较浅的圆心。黑郁金：为植物郁金的干燥块根，呈长纺锤形，稍扁，多弯曲，两端钝尖，有折断痕而呈灰黑色，长3～6厘米，中部直径1～1.5厘米。表面灰褐色，外皮皱缩或有细皱纹。横断面暗灰色发亮，中部有1条颜色较浅的环纹，中心扁圆形。

【药理作用】本品有轻度的镇痛作用，能减缓主动脉及冠状动脉内膜斑块的形成和脂质沉积。所含姜黄素对肝脏有保护作用，能促进胆汁分泌和排泄，减少尿中的尿胆原。郁金水浸液对多种致病真菌有抑制作用。

【用法用量】内服：煎汤，3～10克；或入丸、散。

【方剂选用】①治气郁血郁之胸痛：木香、郁金各适量（气郁为主，木香加倍；血郁为主，郁金加倍），均研为末，每次取10克，以老酒调下。②治一切厥心（痛）、小肠膀胱痛不可忍：附子（炮）、郁金、干姜各等分，均研为细末，加醋煮成糊，和成如梧桐子大小的丸，朱砂为衣。每次取30丸，男子以温酒调下，妇人以醋汤调下，饭后2小时服。③治癫狂因忧郁而得、痰涎阻塞包络心窍：白矾150克，郁金350克，均研成末，加米糊和成如梧桐子大小的丸，每次服50丸，以白开水送下。④治呕血：郁金（剉）、甘草（炙）各50克，均捣罗为散，每次服4克，以井华水调下，不拘时。

【注意事项】阴虚失血者及无气滞血瘀者禁服，孕妇慎服。

姜　黄

【别名】宝鼎香、黄姜。

【来源】姜科姜黄属植物姜黄的根茎。

【性味】温，苦、辛。

【药材性状】根茎呈不规则卵圆形、圆柱形或纺锤形，常弯曲，有的具短叉状分枝，长2～5厘米，直径1～3厘米。表面深黄色，粗糙，有皱缩纹理和明显环节，并有圆形分枝痕及须根痕。质坚实，不易折断，断面棕黄色至金黄色，角质样，有蜡样光泽，内皮层环纹明显，维管束呈点状散在。气香特异，味苦、辛。

【用法用量】内服：煎汤，3～10克；或入丸、散。外用：适量，研末调敷。

【方剂选用】①治右胁疼痛、胀满不食：姜黄（洗）、枳壳（去瓤，麸炒）、桂心（去粗皮，不见火）各25克，甘草（炙）10克，上药均研为细末，每次服10克，以姜汤调服，热酒调服亦可，不拘时。②治心痛：姜黄50克，桂心（去粗皮）150克，均捣罗为细散，每次服4克，以醋汤调下。③治蛔虫心痛，喜吐水，冲刺痛不可忍，或不能食，面黄腹满：姜黄30克，瞿芦（剉）30克，鹤虱（微炒）30克，捣筛，每次取5克，以水200毫升煎至七分，加入酒3毫升，再煎沸，空腹服下。晚上吃热饭，虫下即下，1服未愈，就再服。

乳　香

【别名】乳头香、塌香、马思答吉、天泽香、摩勒香、杜噜香、多伽罗香、浴香。

【来源】橄榄科乳香属植物乳香树皮部渗出的油胶树脂。

【性味】温，辛、苦。

【药材性状】本品呈类球形或泪滴状颗粒，或不规则小块状，长0.5～2厘米，有的粘连成团块，淡黄色，微带蓝绿色或棕红色，半透明。质坚脆，断面蜡样。气芳香，味微苦，嚼之软化成胶块。

【药理作用】本品有镇痛、消炎作用。口服本品能促进多核白细胞增加，加速炎症渗出的吸收，促进伤口愈合。本品还可降低幽门结扎性溃疡指数及胃液游离酸度，减轻阿司匹林、保泰松、利血平等药物所致胃黏膜损伤。

【用法用量】内服：煎汤，3～10克；或入丸、散。外用：研末调敷。

【方剂选用】①治急心痛：胡椒49粒，乳香5克，均研为末，男用姜汤调下，女用当归汤调下。②治气血凝滞，痃癖癥瘕，心腹疼痛，腿疼臂疼，内外疮疡，一切脏腑积聚，风湿痹痛：当归、丹参、乳香、没药各25克，煎汤服。若为散，1剂分4次服，以温酒送下。③治急性腰腿扭伤：取乳香、没药各等量，研末，用30%的乙醇调成糊状，用时将糊剂摊纱布上，敷于患处，用纱布固定，每日1～2次，一般3～5天即愈。④治偏头痛不可忍：乳香（如皂子大）、高良姜（如指头大）各适量，均放火上烧，迎烟熏鼻，随痛左右用之。⑤治发背脑疽、一切恶疮内溃及诸恶毒冲心呕痛：乳香20克（通明者，用水外浸，以乳钵研细），绿豆粉（研）80克，混合后研成极细的末，每次取2克，以新烧的白开水调下，水不可多，要药在胸膈上也。

【注意事项】胃弱者慎服，孕妇及无瘀滞证者禁服。

没　药

【别名】末药。

【来源】橄榄科没药属植物没药树及同属植物树干皮部渗出的油胶树脂。

【性味】平，苦。

【药材性状】本品呈不规则颗粒状或黏结成团块，直径约2.5厘米，有较小或更大的。表面黄棕色至红棕色或黄棕色相间，无光泽或有时无光泽部分与有光泽部分相间。有时夹有树皮、木屑。质坚脆，破碎面颗粒状，有油样光泽，打碎后的薄片有亮光或半透明。气香而特异，味极苦，嚼时粘牙。

【药理作用】本品水浸剂对多种致病真菌有不同程度的抑制作用。没药含的油脂部分能降低患高胆固醇血症雄兔的血胆固醇含量，防止动脉内膜粥样斑块形成，也可在肠胃无力时用于兴奋肠蠕动。酊剂对黏膜有收敛作用，可用于口腔、咽部溃疡。

【用法用量】内服：煎汤，3～10克；或入丸、散。外用：研末调敷。

【方剂选用】①治脓血杂痢，后重疼痛，日久不瘥：没药（研）、五灵脂（去砂石研）、乳香（研）各5克，巴豆霜（研）2.5克，同研细和匀，滴水和成如黄米大小的丸，每次服7丸，饭前煎生木瓜汤调下。小儿服3丸，随岁加减。②治小儿盘肠气痛、腰曲、干啼：没药、乳香各等分，研为末；木香磨水煎沸，每次调5克服。③治筋骨损伤：米粉40克（炒黄），入没药、乳香末各5克，以酒调成膏，摊贴之。

【注意事项】胃弱者慎服，孕妇及虚证无瘀者禁服。部分患者服用后可引起药疹或皮肤过敏。

活血调经药

本节药物以活血调经为主要功效，常用以治疗妇科经产瘀滞证，故称为活血调经药。

丹　参

【别名】郄蝉草、赤参、木羊乳、逐马、山参、紫丹参、山红萝卜、活血根、靠山红、红参、烧酒壶根、野苏子根、山苏子根、大红袍、蜜罐头、血参根。

【来源】唇形科鼠尾草属植物丹参的根。

【性味】微寒，苦。

【药材性状】本品根茎短粗，顶端有时残留茎基。根数条，长圆柱形，有的分枝并具须状细根，长10～20厘米，直径0.3～1厘米。表面棕红色或暗棕红色，粗糙，具纵皱纹。外皮疏松，多显紫棕色，常呈鳞片状剥落。质硬而脆，断面疏松，有裂隙或略平整而致密，皮部棕红色，本部灰黄色或褐色，导管束黄白色，呈放射状排列，气微苦涩。

【药理作用】本品能扩张冠状动脉和外周血管，增加冠脉血流量，减慢心率，减轻心肌缺血性损伤程度；能促进纤维蛋白溶解，并有抗凝作用，对缺血后脑组织有明显的保护作用；可减轻四氯化碳引起的肝组织损伤，促进肝细胞再生；能调整体液免疫和细胞免疫，且有抗菌、抗炎、抗过敏、抗肿瘤、解热、镇静、降血糖、降胆固醇等作用。

【用法用量】内服：煎汤，5～15克，大剂量可用至30克。

【方剂选用】治妇人月经不调，或前或后，或多或少，产前胎动不安，产后恶血不下，兼治冷热劳、腰脊痛、骨节烦疼：丹参洗净，切碎，晒干，研为末，每次服用10克，以温酒调下。

【注意事项】妇女月经过多及无瘀血者禁服。孕妇慎服。反藜芦。

红　花

【别名】红蓝花、刺红花、草红花。

【来源】菊科红花属植物红花的花。

【性味】温，辛。

【药材性状】不带子房的筒状花，长1～2厘米。表面红黄色或红色。花冠筒细长，先端5裂，裂片呈狭条形，长5～8毫米；雄蕊5，花药聚合成筒状，黄白色；柱头长圆柱形，顶端微分叉。质柔软。气微香，味微苦。

【药理作用】本品水煎剂对实验动物的子宫有明显兴奋作用，对妊娠动物的作用尤为明显，大剂量可使其子宫收缩达到痉挛的程度。本品还能轻度兴奋心脏，增加冠脉血流量及心肌营养性血流量，抑制血小板凝聚，增强纤溶酶活性。

【方剂选用】①治痛经：红花6克，鸡血藤24克，水煎，调黄酒适量服。②治逆经咳嗽气急：红花、黄芩、苏木各4克，天花粉3克，水煎，空腹服。③治堕胎恶血下泄、内逆奔心、闷绝不省人事：红花（焙）、男子发、陈墨、血竭、蒲黄各等分，研为末，每次取10～15克，以童便、酒调服。

桃　仁

【别名】桃核仁。

【来源】蔷薇科桃属植物桃或山桃的成熟种子。

【性味】平，苦、甘。有小毒。

【药材性状】干燥种子呈扁平长卵形，长1～1.6厘米，宽0.8～1厘米，外表红棕色或黄棕色，有纵皱。先端尖，中间膨大，基部钝圆而扁斜，自底部散出多数脉纹，脐点位于上部边缘上，深褐色，棱线状微突起。种皮薄，质脆；种仁乳白色，富含油脂，两子叶之结合面有空隙。气微弱，味微苦。

【药理作用】本品煎剂能促进初产妇的子宫收缩，有助于产后子宫复原和止血，对初期炎症有较强的抗渗出作用；能增加脑血流量，降低脑血管阻力。所含苦杏仁苷水解后产生氢氰酸和苯甲醛，可抑制组织内呼吸而减少其耗氧量，用于治疗咳嗽，使痰易于咳出。

【用法用量】内服：煎汤，6~10克，用时打碎；或入丸、散。制霜用须包煎。

【方剂选用】①治妇人、室女血闭不通，五心烦热：红花、当归（洗，焙）、牛膝、桃仁（焙）各等分，均研为细末，每次取15克，温酒调下，空腹服。②治妇人宿有癥积，妊娠三月，漏下不止，胎动：桃仁（去皮、尖，熬）、芍药、桂枝、茯苓、牡丹（去心）各等分，均研为末，炼蜜和丸如兔屎大。每餐饭前服1丸，不愈则加至3丸。③治伤寒蓄血，发热如狂，少腹硬满，小便自利：桃仁（去皮、尖）6个，大黄（酒洗）50克，水蛭（熬）、虻虫（去翅、足，熬）各8个，加水3升煮取1升，去渣，每次温服200毫升，不下则再服。

【注意事项】无瘀滞者及孕妇禁服。

益母草

【别名】蓷、萑、益母、茺蔚、益明、大札、臭秽、贞蔚、苦低草、郁臭草、土质汗、野天麻、火炊、负担、辣母藤、郁臭苗。

【来源】唇形科益母草属植物益母草和细叶益母草的全草。

【性味】微寒，辛、苦。

【药材性状】鲜益母草：幼苗期无茎，基生叶圆心形，边缘5~9浅裂，每裂片有2~3钝齿。花前期茎呈方柱形，上部多分枝，四面凹下成纵沟，长30~60厘米，直径0.2~0.5厘米；表面青绿色；质鲜嫩，断面中部有髓。叶交互对生，有柄；叶片青绿色，质鲜嫩，揉之有汁；下部茎生叶掌状3裂，上部叶羽状深裂或浅裂成3片，裂片全缘或具少数锯齿。气微，味微苦。干益母草：茎表面灰绿色或黄绿色；体轻，质韧，断面中部有髓。叶片灰绿色，多皱缩、破碎，易脱落。轮伞花序腋生，小花淡紫色，花冠二唇形，花萼宿存，筒状，黄绿色，萼内有小坚果4个。切段者长约2厘米。

【药理作用】本品煎液及提取物对多种动物子宫有兴奋作用，可使子宫收缩的频率、幅度增加。其注射液可增加冠脉血流量，减慢心率。煎剂能改善微循环障碍，对实验性血栓形成有抑制作用；能改善肾功能，使尿量明显增加。所含益母草素水浸剂有抑制皮肤真菌的作用。

【用法用量】内服：煎汤，10～15克；或熬膏，或入丸、散。外用：煎水洗或鲜品捣敷。

【方剂选用】①治痛经：益母草30克，香附9克，水煎，冲酒服。②治产后瘀血痛：益母草、泽兰各30克，红番苋120克，酒120毫升，水煎服。

【注意事项】阴虚血少、月经过多、瞳仁散大者均禁服。

泽　兰

【别名】虎兰、龙枣、小泽兰、虎蒲、地瓜苗、红梗草、风药、蛇王草、蛇王菊、捕斗蛇草、地环秧、地溜秧、甘露秧、草泽兰、麻泽兰、矮地瓜苗。

【来源】唇形科地笋属植物地笋及毛叶地笋的地上部分。

【性味】微温，苦、辛。

【药材性状】本品茎呈方柱形，少分枝，四面均有浅纵沟，长50～100厘米，直径0.2～0.6厘米；表面黄绿色或带紫色，节处紫色明显，有白色茸毛；质脆，断面黄白色，髓部中空。叶对生，有短柄；叶片多皱缩，展平后呈披针形或长圆形，长5～10厘米；上表面黑绿色，下表面灰绿色，密具腺点，两面均有短毛；先端尖，边缘有锯齿。花簇生于叶腋成轮状，花冠多脱落，苞片及花萼宿存，黄褐色。无臭，味淡。

【药理作用】本品提取物能改善实验动物的微循环障碍，扩张微血管管径，加快微血管内血流速度。制剂有强心作用。

【用法用量】内服：煎汤，6～12克；或入丸、散。外用：适量，鲜品捣敷；或煎水熏洗。

【方剂选用】①治产后恶露不尽、腹痛往来兼胸闷少气：泽兰（熬）、生干地黄、当归各12克，芍药6克，生姜18克，甘草9克，大枣10枚。上药均细切，加水2升，煮取0.6升，分3次服完。②治产后血虚、风肿、水肿：泽兰、防己各等分，均研为末，每次取10克，以温酒调下。不能喝酒者，以醋汤调亦可。③治水肿：泽兰、积雪草各30克，一点红25克，水煎服。

牛　膝

【别名】牛倍、牛茎、铁牛膝、

脚斯蹬、杜牛膝、怀牛膝、怀夕、真夕、怀膝。

【来源】苋科牛膝属植物牛膝的根。

【性味】平，苦、酸。

【药材性状】根呈细长圆柱形，稍弯曲，上端稍粗，下端较细，长15～90厘米，直径0.4～1厘米。表面灰黄色或淡棕色，有略扭曲而细微的纵皱纹、横长皮孔及稀疏的细根痕。质硬而脆，易折断，受潮则变柔软，断面平坦，黄棕色，微呈角质样而油润，中心维管束木部较大，黄白色，其外围散有多数点状维管束，排列成2～4轮。气微，味微甜而稍苦涩。

【药理作用】①用本品的醇浸剂每日灌胃，连续5天，对大鼠甲醛性关节炎有较明显的抑制作用；其提取的皂苷灌胃对大鼠蛋清性关节炎也有明显的促进炎肿消退作用。②流浸膏或煎剂能使离体家兔子宫不论已孕、未孕都发生收缩；可让收缩无力的小白鼠离体子宫收缩加强；对猫的未孕子宫呈弛缓作用，而对已孕子宫则发生强有力的收缩；对已孕或未孕豚鼠子宫多呈弛缓作用。

【用法用量】内服：煎汤，5～15克；浸酒或入丸、散。外用：捣敷，或捣汁滴鼻，或研末撒入牙缝。

【方剂选用】①治小便不利、经中痛欲死，兼治妇人血结腹坚痛：牛膝一大把（并叶），不拘多少，酒煮饮之。②治妇女月经不通，脐下坚结，大如杯升，发热往来，下痢羸瘦，此为血瘕：干漆（杵细，炒令烟尽）、牛膝（酒浸一宿）各80克，研为末；生地黄200克，慢火熬，煎取汁；将前面准备好的药末放入生地黄汁中，做成如梧桐子大小的丸，空腹时以米汤或温酒调下2丸。③治腹中有物如石，痛如刺，昼夜啼呼：牛膝50克，以酒200毫升浸渍，密封，于热炭火中温令味出，每次服20毫升，量力服之。④治胞衣不出：牛膝40克，冬葵子5克，以水1.5升煎取0.5升，分3次服用。

【注意事项】孕妇及月经过多者忌用。

鸡血藤

【别名】血风藤、马鹿藤、紫梗藤、猪血藤、九层风、活血藤。

【来源】豆科密花豆属植物密

花豆的藤茎。

【性味】温，苦、微甘。

【药材性状】茎藤呈扁圆柱形，稍弯曲，直径2～7厘米。表面灰棕色，有时可见灰白色斑，栓皮脱落处显红棕色，有明显的纵沟及小型点状皮孔。质坚硬，难折断，折断面呈不整齐的裂片状。鸡血藤片为椭圆形、长矩圆形或不规则的斜切片，厚3～10毫米。切面木部红棕色或棕色，导管孔多数，不规则排列，皮部有树脂状分泌物，呈红棕色至黑棕色，并与木部相间排列成3～10个偏心性半圆形或圆形环。髓小，偏于一侧。气微，味涩。

【药理作用】本品水煎剂对动脉粥样硬化病变有明显的对抗作用；能使血红细胞增加，血红蛋白升高，对试验性家兔贫血有治疗作用；小剂量煎剂能增强子宫节律性收缩，较大剂量能使收缩更显著，已孕子宫较未孕子宫敏感；制剂可增加实验动物股动脉血流量，降低血管阻力。

【用法用量】内服：煎汤，10～15克，大剂量可用至30克，也可浸酒用。

【方剂选用】①治老人血管硬化，腰背神经痛：鸡血藤20克，杜仲15克，五加皮10克，生地黄15克，加水500毫升，煎至200毫升，去渣，每日分3次服用。②治经闭：鸡血藤、穿破石各30克，水煎服，每日1剂。③治疗再生障碍性贫血：鸡血藤60～120克，鸡蛋2～4个，大枣10枚，加水8碗，煎至大半碗（鸡蛋熟后去壳放入再煎）。鸡蛋与药汁同服，每日1剂。④治疗白细胞减少症：鸡血藤15克，黄芪12克，白术、茜草根各9克，水煎服，每日1剂。

【注意事项】阴虚火旺者慎用。

王不留行

【别名】不留行、留行子、麦兰子。

【来源】石竹科麦蓝菜的干燥成熟种子。

【性味】平，苦。

【药材性状】本品呈球形，直径约2毫米。表面黑色，少数红棕色，略有光泽，有细密颗粒状突起，一侧有1条凹陷的纵沟。质硬。胚乳白色，胚弯曲成环，子叶2个。无臭，味微涩苦。

【用法用量】内服：煎汤，3～9克；或入丸、散。外用：研末调敷。

【方剂选用】①治血淋不止：王不留行50克，当归身、续断、白芍、丹参各10克，分作2剂，水煎服。②治诸淋及小便不利、阴中痛，日数十度起，此皆劳损虚热所致：石韦（去毛）、滑石、瞿麦、王不留行、冬葵子各20克，捣筛为散，每次取3克以水煎服，日服3次。③治痈肿：王不留行（成末）600克，甘草75克，野葛30克，桂心200克，当归200克，上药治合下筛，每次以酒服3克，日3夜1。④治乳痈初起：王不留行10克，蒲公英、瓜蒌仁各5克，当归梢3克，酒煎服。⑤治疔肿初起：王不留行为末，蟾酥丸黍米大，每服1丸，酒下，汗出即愈。

活血疗伤药

本节药物可活血化瘀、消肿止痛、续筋接骨、止血生肌敛疮，主要适用于跌打损伤等伤科疾患。

骨碎补

【别名】紫毛姜、猴姜、石岩姜、申姜。

【来源】水龙骨科骨碎补的干燥根茎。

【性味】温，苦。

【药材性状】本品呈扁平长条状，多弯曲，有分枝，长5～15厘米，宽1～1.5厘米，厚0.2～0.5厘米。表面密被深棕色至暗棕色的小鳞片，柔软如毛，经火燎者呈棕褐色或暗褐色，两侧及上表面均具凸起或凹下的圆形叶痕，少数有叶柄残基及须根残留。体轻，质脆，易折断，断面红棕色，维管束呈黄色点状，排列成环。无臭，味淡，微涩。

【用法用量】内服：煎汤，10～20克；或入丸、散。外用：适量，捣烂敷或晒干研末敷；也可浸酒搽。

【方剂选用】①治腰脚疼痛不止：骨碎补50克，桂心75克，牛膝1.5克（去苗），槟榔100克，补骨脂150克（微炒），安息香100克（入胡桃仁捣熟），捣罗为末，炼蜜入安息香，和捣百余杵，做丸如梧桐子大。每于食前，以温酒下20丸。②治耳鸣，亦能止诸杂痛：骨碎补去毛细切后，用生蜜拌，蒸，从巳时至亥时，晒干，捣末，用炮猪肾空腹吃。③治肾虚耳鸣耳聋，并齿牙浮动，疼痛难忍：骨碎补200克，熟地黄、山茱萸、茯苓各100克，牡丹皮75克（俱酒炒），泽泻40克（盐水炒），共为末，炼蜜丸。每服25克，食前白汤送下。④治牙痛：鲜骨碎补100克（去毛），打碎，加水蒸服。勿用铁器打煮。⑤治打扑伤损：骨碎补不拘多少，生姜半之，同捣烂，以敷损处，用片帛包，干即易之。⑥接骨续筋：骨碎补200克，浸酒500毫升，分10次内服，每日2次；另晒干研末外敷。⑦治挫闪：骨碎补100克，杵烂，同生姜母、菜油、茹粉少许，炒敷患处。⑧治关节脱位、骨折：在关节复位或正骨手术后，取骨碎补（去毛）和榔榆皮捣烂，加面粉适量，捣成糊状，敷伤处，2～3日换药1次。

苏　木

【别名】四苏枋、苏方、苏方木、窊木、棕木、赤木、红柴。

【来源】豆科小乔木苏木的干燥心材。

【性味】平，甘、咸。

【药材性状】本品呈长圆柱形或对剖半圆柱形，长10～100厘米，直径3～12厘米。表面黄红色至棕红色，具刀削痕，常见纵向裂缝。横断面略具光泽，年轮明显，有的可见暗棕色、质松、带亮星的髓部。质坚硬。无臭，味微涩。

【药理作用】①对心血管的作用：在蟾蜍下肢灌流时，苏木水能使血管轻度收缩，以后用亚硝酸钠也不能使血管扩张。如先用亚硝酸钠，再用苏木水同样不能使血管收缩。在离体蛙心标本上，适量苏木水能使收缩力增强，并可使由枳壳煎剂减弱的心收缩力有所恢复。还能解除水合氯醛、奎宁、毛果芸香碱、毒扁豆碱、尼古丁等对离体蛙心的毒性。②中枢抑制作用：适量苏木水用不同给药方法对小鼠、兔、豚鼠均有催眠作用，大量尚有麻醉作用，甚至可能造成死亡。能对抗士的宁与可卡因的中枢兴奋作用，但不能对抗吗啡的兴奋作用。

【用法用量】内服：煎汤，3～10克。外用适量，研末撒敷。

【方剂选用】治妇人月水不通，烦热疼痛：苏木100克（剉），硇砂25克（研），川大黄（末）50克，上药先以水900毫升，煎苏木至450毫升，去渣，入硇砂、大黄末，同熬成膏。每日空心，以温酒调下半大匙。

接骨木

【别名】毛接骨木、马尿梢、

七叶金、公道老、扦扦活、马尿骚、大接骨丹。

【来源】忍冬科接骨木的全株。

【性味】平，甘、苦。

【药材性状】干燥茎枝多加工为斜向横切的薄片，呈长椭圆状，长2～6厘米，厚约3毫米，皮部完整或剥落，外表绿褐色，有纵行条纹及棕黑点状突起的皮孔；木部黄白色，年轮呈环状，极明显，且有细密的白色髓线，向外射出，质地细致；髓部通常褐色，完整或枯心成空洞，海绵状，容易开裂。质轻，气、味均弱。以片完整、黄白色、无杂质者为佳。

【药理作用】接骨木煎剂灌胃，对小鼠（热板法）有镇痛作用，作用强度次于吗啡、优于安乃近，服药后的小鼠呈安静状态。同属植物无梗接骨木的水或醇提取物对小鼠注射有利尿作用，此作用并非由其中所含的矿物质引起，利尿同时常导致小鼠下泻。含有接骨木油具有降血脂的作用，还有抗癌的作用。

【用法用量】内服：煎汤，15～30克；或入丸、散。外用：适量，捣敷或煎汤熏洗；或研末撒。

【方剂选用】①治跌打损伤、骨折：接骨木鲜品100克，水煎服，并可用鲜品捣烂敷患处。②治风湿性关节炎：鲜接骨木、鲜豆腐各200克，酌加水、黄酒炖服。③治急、慢性肾炎及各种浮肿：接骨木叶50克，玉米须15克，决明子25克，水煎服。④治脚肿：接骨木根同甘草煎水洗。⑤治筋骨折伤：鲜接骨木根皮（或鲜叶）250克，黄栀子50克，共捣烂，加黄酒适量，炒热，按伤处大小摊药于布上，骨折复位后即以上药敷患处，夹板固定。

血　竭

【别名】麒麟竭、海蜡、麒麟血、木血竭。

【来源】棕榈科植物麒麟竭果实渗出的树脂经加工制成。

【性味】平，甘、咸。

【药材性状】干燥树脂呈不定形的块状物，大小不等，表面有沟纹及因布包而遗留的布纹，赤褐色或紫褐色。质硬而脆，断面紫褐色至黑褐色，有玻璃样光泽，有时有小孔。用火燃之，冒烟呛鼻。研成粉末则呈鲜艳的深红色。无香气，味甘而咸，嚼之沙样。以外表色黑如铁、研末红如血、燃之其烟呛鼻者为佳。

【药理作用】血竭水浸剂（1∶2）在试管内对堇色毛癣菌、石膏样毛癣菌、许兰氏黄癣菌等多种致病真菌有不同程度的抑制作用。

【用法用量】内服：研末，1～2克，或入丸剂。外用：研末撒，或入膏药用。

儿　茶

【别名】儿茶膏、孩儿茶、黑儿茶、西泻（傣语）。

【来源】豆科植物儿茶的去皮枝、干的干燥煎膏。

【性味】寒，苦、涩。

【药材性状】本品呈正立方体或斜平行六面体，边缘向内凹缩，表面棕黑色或黄褐色，有浅皱缩或纹理，有时具胶质样光泽，常数块相连。质硬不易破碎或稍带黏性，破碎面红褐色或为棕色及黄色错杂的花纹。无臭，味苦涩。

【用法用量】内服：煎汤，1～3克；研末，或入丸、散。外用：适量，研末撒，或调敷。

【方剂选用】①消痰：儿茶、薄荷叶、细茶各适量，为末炼蜜丸，饭后含化3～5粒。②治牙疳口疮：儿茶、硼砂各等分，为末搽。